U0321468

疾控设备的使用与维护手册

主 编 程 环 孙岩松

辽宁科学技术出版社
LIAONING SCIENCE AND TECHNOLOGY PUBLISHING HOUSE

拂石医典
FU SHI MEDBOOK

内容简介

本书根据军队疾病预防控制工作的特点，结合专业人员多年的工作经验，对常用和新型疾控设备的使用、维护、检定/校准等知识进行了系统归纳总结，全面翔实地介绍了相关疾控设备的结构原理、使用方法、日常维护保养技术和一般故障排除方法等知识。旨在为疾控设备的全程质量控制和规范管理提供基本依据，进一步提高疾控设备的使用管理水平。

图书在版编目（CIP）数据

疾控设备的使用与维护手册/程环，孙岩松主编 . —沈阳：辽宁科学技术出版社，2019.1
ISBN 978 - 7 - 5591 - 1028 - 2

Ⅰ.①疾… Ⅱ.①程… ②孙… Ⅲ.①卫生防疫 - 医疗器械 - 使用方法 - 手册 ②卫生防疫 - 医疗器械 - 维修 - 手册 Ⅳ.①R185 - 62 ②TH771 - 62

中国版本图书馆 CIP 数据核字（2018）第 268762 号

出版发行：辽宁科学技术出版社
　　　　　北京拂石医典图书有限公司
　　　　　地址：北京海淀区车公庄西路华通大厦 B 座 15 层
联系电话：010-57262361/024-23284376
E - mail：fushimedbook@163.com
印 刷 者：中煤（北京）印务有限公司
经 销 者：各地新华书店

幅面尺寸：185mm×260mm
字　　数：331 千字　　　　　　　　印　张：13.25
出版时间：2019 年 1 月第 1 版　　　印刷时间：2019 年 1 月第 1 次印刷

责任编辑：李俊卿　　　　　　　　　责任校对：梁晓洁
封面设计：潇　潇　　　　　　　　　封面制作：潇　潇
版式设计：天地鹏博　　　　　　　　责任印制：丁　艾

如有质量问题，请速与印务部联系　联系电话：010-57262361

定　　价：98.00 元

编委会

前　言

　　近年来，随着我军多样化疾病控制工作的需求逐渐增多，官兵作业环境日益复杂，为更好地完成各类疾控任务，保证检测数据的准确有效、安全可靠，迫切需要疾控工作者在熟练掌握常用疾控设备工作原理的基础上，从使用、维护、计量校准等方面对其进行全程质量安全控制。

　　本书根据军队疾病预防控制工作的特点，结合专业人员多年的工作经验，对常用和新型疾控设备的使用、维护、检定/校准等知识进行了系统归纳总结，全面翔实地介绍了相关疾控设备的结构原理、使用方法、日常维护保养技术和一般故障排除方法等知识。旨在为疾控设备的全程质量控制和规范管理提供基本依据，进一步提高疾控设备的使用管理水平。

　　本书在编写过程中参考了相关书籍和部分设备的使用说明书，在此谨向有关编著者表示诚挚的谢意。参考书目列于书后。

　　由于手册涉及内容广、工作量大，加之时间仓促，不当及谬误之处在所难免，敬请广大读者批评指正，以便不断修正和更新。

编　者

2018 年 10 月

目　录

第一章
显微镜

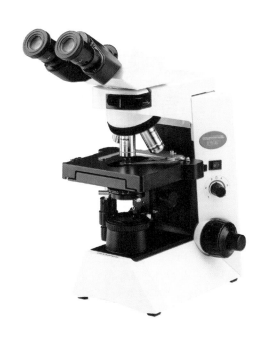

第一节	结构原理简介

一、基本结构

(一)机械系统

机械系统包括镜座、镜柱、镜臂、镜筒、物镜转换器、载物台、调焦装置等部件(图1-1)。

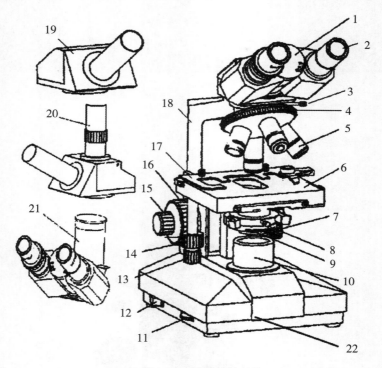

图1-1 显微镜的结构

1. 目头;2. 目镜;3. 镜筒固紧螺钉;4. 转换器;5. 物镜;6. 载物台;7. 聚光镜升降手轮;8. 聚光镜固紧螺钉;9. 聚光镜(带孔径光阑);10. 下聚光镜;11. 亮度旋钮;12. 电源开关;13. 横向移动手轮;14. 纵向移动手轮;15. 微动调焦旋钮;16. 粗动调焦旋钮;17. 标本片夹持器;18. 镜臂;19. 单目头;20. 双人示数头(镜筒);21. 三目头(镜筒);22. 镜座

镜座是显微镜的基座,起稳定和支持整个镜身的作用;镜柱是连接镜座与镜臂的短柱,在镜柱与镜臂之间设有倾斜关节,可使显微镜适当倾斜;镜臂是拿显微镜时手握的地方;镜筒是连接目镜和物镜的金属空心圆筒,其上端放置目镜,下端接转换器;物镜转换器是接于镜筒下端的圆盘,可自由转动,其上装有物镜;载物台是放置玻片标本的平台;在镜臂两侧装有使载物台或镜筒上下移动的调焦装置——粗调螺旋和细(微调)螺旋,用于调节物镜和标本间的距离。

(二)光学系统

显微镜的光学系统主要包括物镜、目镜、反光镜和聚光器四个部件。广义地说也包括彩虹光阑、照明光源、滤光器等。

1. 物镜

物镜是装在物镜转换器上的一组镜头,一般有 3 个放大倍数不同的物镜,即低倍、高倍和油浸物镜,镜检时可根据需要选择使用。物镜可将被检物体作第一次放大,物镜上通常标有数值孔径、放大倍数、镜筒长度、焦距等主要参数。如图 1-2 所示:NA 0.30;10×;160/0.17;16 mm。其中"NA 0.30"表示数值孔径(mm),"10×"示放大倍数,"160/0.17"分别表示镜筒长度和所需盖玻片厚度(mm),"16 mm"表示焦距。

根据像差矫正情况,分为消色差物镜(常用,能矫正光谱中两种色光的色差的物镜)和复消色差物镜(能矫正光谱中三种色光色差的物镜,但价格昂贵,使用较少)。

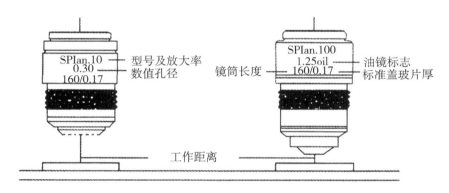

图 1-2　物镜表面各标记的含义

2. 目镜

目镜将物镜放大的像再次放大,不增加分辨力,上面一般标有 5×、10×、15× 等放大倍数,可根据需要选用。若 10× 的目镜与 40× 的物镜配合使用,显微镜的总放大倍数为 400 倍,一般用 40×10 来表示,即物镜与目镜放大倍数的乘积。但这是有条件的,只有在能分辨的情况下,上述乘积才有效。

3. 反光镜和光源

较新式的显微镜其光源通常是安装在显微镜的镜座内,通过按钮开关来控制。

4. 聚光器

聚光器可将平行的光线汇聚成束,集中在一点,增强了对被检物体的照明度,同时形成适宜的光锥角度,然后经过标本射入物镜中去,提高物镜的分辨率。

5. 彩虹光阑

在聚光器下方装有彩虹光阑。彩虹光阑能连续而迅速地改变口径,光阑越大,通过的光束越粗,光亮越多。

6. 滤光器

滤光器安装在光源和聚光器之间。滤光器能滤掉复合光中其他波长的光,而仅透过所需波长范围的光。

二、分类及用途

常用的显微镜有体视显微镜、荧光显微镜、相衬显微镜、倒置显微镜、微分干涉对比显微镜等,下面分别加以简单介绍(表1–1)。

表1–1　显微镜的多种分类方法

分类依据	所分类型
目镜数目	双目显微镜、单目显微镜
图像特点	立体视觉显微镜、非立体视觉显微镜
观察对象	生物显微镜、金相显微镜
光学原理	偏光显微镜、相衬显微镜、微分干涉对比显微镜
光源类型	普通光显微镜、荧光显微镜、紫外光显微镜、红外光显微镜、激光显微镜
接收器类型	目视显微镜、数码显微镜

(一)体视显微镜

体视显微镜又称"实体显微镜"或"解剖镜",是一种具有正像立体感的目视仪器。其工作原理是利用双通道光路,双目镜筒中的左右两光束不是平行,而是具有一定的夹角,称为体视角(一般为12°~15°),为左右两眼提供一个具有立体感的图像。体视显微镜广泛应用于生物、医学领域中的切片操作和显微外科手术。

(二)荧光显微镜

荧光显微镜是利用较短波长的光为光源,当照射到用荧光素染色过的被检物体时,荧光素吸收了短波长光的能量后,再发射出可见的长波长的橙、黄或浅绿色荧光。荧光显微镜常用来检测抗原抗体反应。荧光素与特异性抗体结合成为荧光抗体,当有相应抗原(如细菌、病毒等)存在时,两者结合成抗原–抗体复合物,在荧光显微镜下发出荧光,因此可以观察和分辨样品中产生荧光的成分和位置。荧光显微镜广泛应用于生物、医学等领域。

荧光显微镜与普通显微镜基本结构相同,但也有许多不同之处:

1. 荧光显微镜必须有一个紫外线和短波长的可见光的发生装置,通常采用弧光灯或高压汞灯作为光源。

2. 荧光显微镜必须有一个吸热装置。

3. 荧光显微镜必须有一个激发荧光滤光片,滤光片放在聚光镜与光源之间,使波长不同的可见光被吸收。

4. 荧光显微镜要有一套保护眼睛的屏障滤光片,通过滤光片的紫外线再经过集光器射到被检物体上使之发生荧光,就可用普通光学显微镜观察到。

（三）相衬显微镜

相衬显微镜是利用光波干涉的原理,通过环状光阑与相位板的特殊构造,把透过标本的反差极小的光分解成相位不同的直射光线和衍射光线,使这两种光线互相干涉,通过标本的光波的相位差变为振幅差,即波长(颜色)与振幅(亮度)发生变化。这样,能将人眼看不见的样品本身的相位差转变为人眼能看见的通过标本的光波的相位差,从而使细胞的不同构造表现出明暗的差异,于是,不用染色就能观察到活细胞内的细微结构(图1-3)。

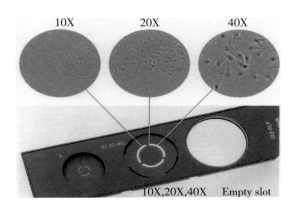

图1-3　活细胞的相差图像

（四）倒置显微镜

倒置显微镜是为了适应生物学、医学等领域中的组织培养、细胞离体培养、浮游生物、食品检验以及流质沉淀物等的显微观察和研究的理想仪器。由于上述样品特点的限制,被检物体均放置在培养皿(或培养瓶)中,这样就要求显微镜、物镜、聚光镜和光源的位置都颠倒过来,保证物镜和聚光镜的工作距离很长,能直接对培养皿中的被检物体进行显微观察和研究。因此称为"倒置显微镜"。

倒置显微镜与普通光学显微镜相比,主要区别在于其照明系统位于镜体的上方,面物镜和目镜则位于下部。其优点是集光器和载物台之间有较大的工作距离,可以放置培养皿、细胞培养瓶等容器,辅助以相差光学系统,可以很方便地对培养中的细胞进行观察。可以选配其他附件,如相差、微分干涉、荧光、简易偏光部件及恒温控制箱等,用来完成微分干涉、荧光及简易偏光等观察。

（五）微分干涉对比显微镜

微分干涉对比显微镜可以观察活的或未染色标本的精细结构,影像具有浮雕感,用白光照明时可产生彩色影像,称为光染色。由于两光束的裂距极小,而不出现重影现象,从而使图像呈现出立体的三维感觉(图1-4)。

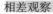

微分干涉相衬　　　　　　　　相差观察

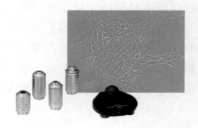

图1-4　微分干涉图像示意

第二节　使用方法与注意事项

一、显微镜的使用方法

1. 使用时要把显微镜放置在平整的实验台上,位于座前桌面上稍偏左的位置,镜座前沿应距桌沿6~7 cm。

2. 打开光源开关,安装在镜座内的光源灯可通过调节电压以获得适当的照明亮度,而使用反光镜采集自然光或灯光作为照明光源时,应根据光源强度和物镜的放大倍数来选择凹(凸)面反光镜来调节照明亮度。

3. 聚光器数值孔径值的调节。对无标明数值孔径的聚光器,先取下目镜,直接向镜筒中看,把聚光器下的可变光阑关到最小,然后才慢慢开大,让它的口径与视场的直径恰好一样大。因为各物镜的数值孔径不同,所以每转换另一物镜,都要随着进行一次这样的配合操作。

4. 将所要观察的玻片放在载物台上,使玻片中被观察的部分位于通光孔的正中央,然后用标本夹将载玻片夹好。

5. 先用低倍镜观察(物镜10×、目镜10×)。观察之前,先转动粗动调焦手轮,使载物台上升,物镜逐渐接近玻片(需要注意,不能使物镜触及玻片,以防镜头将玻片压碎);然后,左眼注视目镜内,同时右眼不要闭合(要养成睁开双眼用显微镜进行观察的习惯,以便在观察的同时能用右眼看着绘图),并转动粗动调焦手轮,使载物台慢慢下降,不久即可看到玻片中材料的放大物像。

6. 如果在视野内看到的物像不符合实验要求(物像偏离视野),可慢慢调节载物台移动手柄。调节时应注意玻片移动的方向与视野中看到的物像移动的方向正好相反。如果物像不甚清晰,可以调节微动调焦手轮,直至物像清晰为止。

7. 如果进一步使用高倍物镜观察,应在转换高倍物镜之前,把物像中需要放大观察的部分移至视野中央(将低倍物镜转换成高倍物镜观察时,视野中的物像范围缩小了很多)。一般具有正常功能的显微镜,低倍物镜和高倍物镜基本齐焦,在用低倍物镜观察清晰时,换高倍物镜应可以见到物像,但物像不一定很清晰,可以转动微动调焦手轮进行调节。

8. 在转换高倍物镜并且看清物像之后,可以根据需要调节孔径光的大小或聚光器的高低,使光线符合要求(一般将低倍物镜换成高倍物镜观察时,视野要稍变暗一些,所以需要调节光线强弱)。

9. 观察完毕,应先将物镜镜头从通光孔处移开,然后将孔径光阑调至最大,再将载物台缓缓落下,并检查零件有无损伤,特别要注意检查物镜是否沾水、沾油,如沾了水或油要用镜头纸擦净,擦拭时要顺镜头的直径方向,而不要沿镜头的圆周擦。

二、显微镜使用注意事项

1. 必须熟练掌握并严格执行使用规程。

2. 取送显微镜时一定要一手握住弯臂,另一手托住底座;显微镜不能倾斜,以免目镜从镜筒上端滑出;取送显微镜时要轻拿轻放。

3. 凡是显微镜的光学部分,只能用专用的擦镜头纸擦拭,不能乱用他物擦拭,更不能用手指触摸透镜,以免汗液玷污透镜。

4. 保持显微镜的干燥、清洁,避免灰尘、水及化学试剂的玷污。

5. 转换物镜镜头时,不要扳动物镜镜头,只能转动转换器。

6. 切勿随意转动调焦手轮。使用微动调焦旋钮时,用力要轻,转动要慢,转不动时不要硬转,以免损坏仪器。

7. 不得任意拆卸显微镜上的零件,严禁随意拆卸物镜镜头,以免损伤转换器螺口,或防止螺口松动后使低、高倍物镜转换时不齐焦。

8. 使用高倍物镜时,勿用粗动调焦手轮调节焦距,以免移动距离过大,损伤物镜和玻片。

9. 用完后,必须仔细检查物镜镜头上是否沾有水或试剂,如有则要擦拭干净,并且要把载物台擦拭干净,然后用防尘罩套好显微镜。

第三节　日常维护与常见故障排除

一、显微镜的维护保养

(一)养成良好的保养习惯

显微镜对潮湿、高温、灰尘、腐蚀气体等因素十分敏感,因此除了设置满意的显微镜工作环境外,操作人员还要具有良好的保养习惯。例如,显微镜内部落下尘埃、生长霉菌极难清除,是影响成像质量的主要因素,显微镜操作者必须随时注意。拧下物镜时,必须将其旋座向下置放在干净的台面上,或立即装入物镜盒中;拔出目镜时,随手用镜筒塞或干净纸帽盖上镜筒口;更换显微照相部件、光源时,随手盖好连接口盖,绝不留下落入尘埃的空隙;拔出滤光片和插板时,即时堵塞插板孔。要有专柜放置显微镜,柜内必须备有吸湿变色硅胶,并按时更换。

（二）光学部件的保养

显微镜的目镜和物镜是主要光学部件,装卸和保养时应格外小心,不得用手或硬物直接接触透镜。主要常规保养工具包括:①擦镜纸、脱脂棉;②醚醇清洗液;③吹气球等。

醚醇清洗液一般用20%～30%的乙醇和70%～80%的乙醚配制而成。用擦棒卷上脱脂棉球蘸少量混合液由中心向四周边缘轻轻地作圆周运动,直到镜片干净为止。如果因真菌滋生霉斑较严重,还可以用药棉蘸取少许牙膏或抛光粉在整个透镜面上依同一方向作圆周形的全面研磨。

目镜的清洁:目镜上的灰尘用吹气球吹,手指印、唾沫、油脂等用清洗液擦拭。

油浸物镜的清洁:浸液物镜用毕后,必须及时清洁,否则镜油在物镜表面会凝结成硬膜,使物镜失去透明度而无法使用。低倍物镜由于孔大、深度浅,只需用擦镜纸蘸上清洗液,轻轻擦拭就能除去污垢,而浸液物镜最前端通光孔极小,必须用细塑料棒卷上脱脂棉蘸上清洗液多次擦拭,并用放大镜仔细检查通光孔四周是否残留的浸液,否则会减小物镜的数值孔径,影响物镜的正常功能。

光源的保养:对于普通光学显微镜的卤钨灯,既要注意不要高频率地开关,也要注意不能用完时长期不关,两者都易损坏卤钨灯。对于荧光显微镜的汞灯,使用高压充气弧光灯管时,注意不要超过额定电压。启动时预热需要10分钟,再加大电压,满足额定的灯丝电压。起动后连续工作时不要时灭时开,频繁启动,开关间隙时间不得少于15分钟。注意散热系统的各种条件包括室内温度。

（三）机械部件的保养

显微镜的机械部件很少出现故障,但是常常出现自然磨损或因使用者操作粗暴而产生一些微细的灵敏部件的故障。例如,螺旋、齿轮、齿条、物镜弹簧、光阑叶片、相机快门等失灵;旋动螺旋调节某些部件时,操作者搞错旋动方向或旋动到尽头仍用力过大旋得过紧造成失灵;从前涂抹的润滑油年久干涸,致使旋动阻力增加而转动不畅等。显微镜的使用者应该了解所用仪器各部件的构造原理,凡是金属的旋动、转换、滑动、推拉、研磨部件,可定期使用纯净的苯、二甲苯之类有机溶剂擦拭,其后涂抹适合于各类部件的相应标号的润滑油。例如,驱动滚珠部件上用10号机械油(俗称黄油);滑动部件上用8号机械油;在光阑叶片上宜用最稀薄的润滑油(钟表油);快门叶片不用润滑油,只要清除污物即可。香柏油、凡士林等容易干涸的油脂不可涂用。现代新型显微镜的部件中以硬塑料代替金属部件,这些塑料部件上不能使用润滑油。

凡是出厂时涂有红色油漆的螺丝不允许随意旋动,这种螺丝是固定光学部件基座的螺丝"群体"。这类众多螺丝的作用可分两类:一类是将基座拉向总体板块上的固定螺丝;另一类是将基座推离总体板块的支撑螺丝。只有两类螺丝所组成的力的综合,才将光学部件保持在准确的光轴上。对非专业工程人员而言,随意旋动任何一个螺丝,就破坏了整体的光轴。

二、常见故障及排除方法

（一）光学系统故障

常见故障和维修方法见表1-2。

表 1 - 2　显微镜光学系统常见故障、原因分析与排除措施

现象	可能原因	采取措施
边缘黑暗或者 视场明暗不均	物镜不在光路中心	转动物镜使之在光路中心
	视场光栏未对中心	使之对中心
	视场光栏关得太小	适当打开
	透镜上有脏物（指聚光镜、物镜、目镜、集光镜）	清洁干净
视场里有脏物	透镜上有脏物（指聚光镜、物镜、目镜、集光镜）	清洁干净
	载玻片上有脏物	清洁干净
	聚光镜位置太低	校正位置
像质很差（分辨率 低，对比度差）	标本上没加盖玻片	加盖玻片
	盖玻片过厚或太薄	调整更换
	标本上下面反了	调整正反
	干物镜上有浸油	清洁干净
	透镜上有脏物	清洁干净
	油浸物镜没有浸油	浸油
	浸油中有气泡	清除气泡
	用了非指定的浸油	使用原配浸油
	孔径光栏和视场光栏开得太大	适当关小
	在双目镜筒的入射透镜上有脏物	清除脏物
	孔径光栏开得太小	适当开大
	聚光镜位置太低	调高
图像某一侧发暗	转换器不在定位处	转动使之到位
	标本处于浮动状	加固标本
在调焦时图像移动 照明亮度不够	标本浮在载物台表面转换器不在定位处	稳固地安放转动使之到位
	孔径光栏开得太小	重新调节
	聚光镜位置太低	升高
	透镜上有脏物	清洁干净

（二）机械系统故障

1. 镜筒自然下滑

主要原因是长期使用而垫圈磨损所致。修理方法：双手各握一侧粗调旋钮，相对按照顺时针方向拧紧粗调旋钮；如果无效，则需加厚垫圈：用尖嘴钳插入任一粗调旋钮端面的双眼螺母内，将其旋出，取下粗调旋钮和塑料垫圈，用铝箔片或薄塑料片剪一个直径相同的垫圈，夹在原垫圈与粗调旋钮之间，重新装好。如果转动粗调旋钮很费力，说明垫圈加得太厚了，应换个薄些的垫圈，使转动粗调旋钮时有一定的阻力又要镜筒不易自行下滑。

2. 粗调卡死

此类毛病多因操作不慎使齿条受伤，或齿杆内混有杂物，使齿杆条咬死或偏心套管松动所致。修理方法：① 把齿轮移到齿杆套缺口中间，并让齿杆套的缺口面向齿条，再用小螺丝刀将尾导轨端面上的 2 个止动螺钉旋紧；② 如果无效，说明齿条磨损严重，则需取下镜筒，旋出齿

条上、下的固定螺钉,将齿条倒过来使用,因为齿条磨损主要发生在齿条的上部;③ 根据齿条宽度剪一条金属薄片,让金属薄片镶嵌在齿条上,并用固定螺钉把薄片和齿条固定在镜筒上,插上镜筒调试。

3. 微调故障

常见故障主要有:

(1)单向失效。主要原因是微调压簧经过长期使用,且使用后又未能将微调调至适中位置,压簧长期承受压力,失去原有弹性。修理方法:取出压簧,更换新弹簧。

(2)微调卡死。这是一种人为故障。表现为微调旋钮不能旋转,造成的原因是仪器使用者不了解微调结构,整个微调行程只有 $1.8 \sim 2.0$ mm,如果在调焦时,不先使用粗调而直接用微调,强拧过头就会卡死。修理方法:将整个微调组件卸下,用汽油洗净润滑脂及污物,重新组装调整。

(3)微调有严重的摩擦感或周期性跳跃。产生的原因主要是杠杆螺丝松动。杠杆螺丝是微调杠杆的支点,支点松动,升降板的运动就会摇摆不定而产生强烈的摩擦感和跳跃感。修理方法:取出微调公燕尾,卸下杠杆螺钉取出升降板组件,检查调整升降板与杠杆螺钉之间的间隙在 $0.1 \sim 0.5$ mm。

(4)微调空回。燕尾变形、燕尾内润滑脂干涸或燕尾槽内混入灰垢杂物、少数微调因微动丝杆与微动螺母配合磨损间隙变大等原因都会导致微调空回。修理方法:微调空回的排除,在于修复燕尾,丝杆螺母的间隙增大是无法排除的。可以加润滑脂试一试,如果还是不行那就只有更换新的微动丝杆组件。

4. 物镜转换器转动困难或定位失灵

(1)定位失灵。可能是定位簧片断裂或产生了塑性变形导致定位不稳。修理方法:更换新簧片;也有可能是转动板上的定位槽经长期使用磨损,槽宽加大,一侧磨平所致,这种故障很难手工修复的,只有更新转动板重新组装。

(2)转动过紧或过松。过紧的主要原因是转动板与定位座之间润滑脂干涸或落入灰垢和杂物所致;过松是转动板与定位座之间,由于长期磨损间隙增大所致,需针对不同原因采取相应措施进行修理或更换。

5. 聚光镜自动下滑

主要原因是轴承螺钉里的橡皮轴承与齿杆相顶被磨损,使手轮静止时摩擦扭矩减小,无法克服自重所造成的扭矩而下滑。修理方法:用双眼扳手收紧轴承螺钉;如果故障仍没有排除,再卸下轴承螺钉和橡皮轴承,在轴承螺钉孔内垫上一片橡皮垫片,重新装上即可。

(三)电气部分故障

电气部分故障主要有接通电源后灯泡不亮、闪烁、亮度无法调节或者调节范围太小等等。主要故障及检修方法如下:

1. 电源灯不亮

首先要检查是灯泡本身(包括灯座及连线)的故障,还是调光电路板发生故障。在光源灯泡及接触完好的情况下,应检查开关是否接触不良、电路板虚焊或者器件损坏等。

2. 调节电位器旋钮,灯泡亮度不变

灯泡亮度不变的原因是电路板中双向可控硅击穿短路或者电容击穿短路;电位器引脚虚焊或者电位器磨损,动臂与碳膜片接触不到等。

3. 调光范围变小

不能调到最亮的故障原因有：内部电路电位器不能调到零；电容严重漏电。不能调暗的故障原因有：电容虚焊或内部开路；内部电阻阻值变小。

4. 调光太灵敏

在调节电位器时明暗变化太大，这是由于电路中某部分电阻改变而引起，需更换该部分电阻。

第二章
电子天平

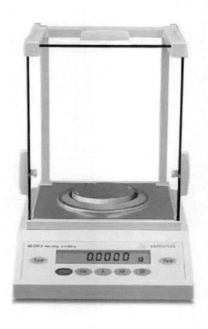

结构原理简介

一、结构原理

人们把用电磁力平衡被称物体重力的天平称之为电子天平。它是进行质量量值传递和各种衡量工作必不可少的计量仪器,其特点是称量准确可靠、显示快速清晰并具有自动检测系统、自动校准装置以及超载保护等装置,越来越广泛地应用于质量传递、化学分析等科技领域。

电子天平结构原理框图,如图 2 - 1 所示。

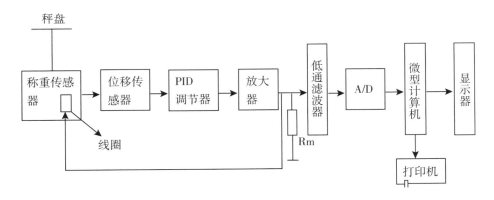

图 2 - 1　电子天平原理框图

当称重传感器感应到增、减载荷时,秤盘位置发生变化,位移传感器将此变化量转换成电信号,经 PID(比例、积分、微分)调解器、放大器后,以电流形式反馈到线圈中,使电磁力与被称物体的重力相平衡,秤盘恢复到接近原来的平衡位置。取样电阻 Rm 将电流信号转换成相应的电压信号,经低通滤波器、模数转换器 A/D 转换成数字信号,经微机控制与数据处理,最后在显示器上以数字形式显示出来。

二、电子天平的分类

(一)按天平用途划分

1. 标准天平
2. 工作天平

(二)按秤盘安装位置划分

1. 下皿式天平

2. 上皿式天平

（三）按天平的精度划分

1. 超微量电子天平

最大秤量 2 ~ 5 g，其标尺分度值小于最大秤量的 10^{-6}。

2. 微量天平

最大秤量 3 ~ 50 g，其标尺分度值小于最大秤量的 10^{-5}。

3. 半微量天平

最大秤量 20 ~ 100 g，其标尺分度值小于最大秤量的 10^{-5}。

4. 常量电子天平

最大秤量 100 ~ 200 g，其标尺分度值小于秤量的 10^{-5}。

5. 分析天平

是常量天平、半微量天平、微量天平和超微量天平的总称。

6. 精密电子天平

是准确度级别为Ⅱ级以上（含Ⅱ级）的电子天平的统称。

三、电子天平的级别

如表 2 - 1 所示。

（一）特种准确度级

符号为Ⅰ。

（二）高准确度

符号为Ⅱ。

（三）中准确度级

符号为Ⅲ。

（四）普通准确度级

符号为Ⅳ。

表 2 - 1 天平准确度级别与 e、n 的关系表

准确度级别	检定标尺分度值 e	检定标尺分度数 n = Max/e		最小秤量
		最小	最大	
特种准确度级 Ⅰ	$1\ \mu g \leq e < 1\ mg$	可小于 5×10^4	不限制	100e
	$1\ mg \leq e$	5×10^4		
高准确度级 Ⅱ	$e \leq 50\ mg$	1×10^2	1×10^5	20e
	$0.1\ g \leq e$	5×10^3	1×10^5	50e
中准确度级 Ⅲ	$0.1\ g \leq e \leq 2\ g$	1×10^2	1×10^4	20e
	$5\ g \leq e$	5×10^2	1×10^4	20e
普通准确度级Ⅳ	$5\ g \leq e$	1×10^2	1×10^3	10e

第二节 使用方法与注意事项

一、电子天平的使用

（一）安装环境要求

1. 房间应避免阳光直射，最好选择阴面房间或采取遮光措施。
2. 应远离震源、热源和高强电磁场等环境。
3. 工作室温度应尽量恒定，湿度应在40%~70%最佳。
4. 工作室应避免气流影响，工作台应牢固可靠，台面水平度要好。

（二）电子天平的正确操作

1. 操作电子天平前应仔细阅读说明书，按要求进行预热。
2. 天平应处于水平状态。
3. 天平开机并显示自检程序后稳定地显示零位。
4. 天平进行外校准或内校准，以确保天平秤量数据的准确可靠。
5. 当用去皮键连续秤量时，应注意防止天平过载。
6. 电子天平称量操作时，应正确使用各控制键及功能键，选择最佳的积分时间，正确掌握读数时间，以获得最佳的称量结果。

二、使用注意事项

电子天平在新安装或者一段时间不用后，都应先预热，再进行校正，以确保天平称量数据的准确可靠。天平校正可分全自动校正、半自动校正及手动校正。①全自动校正：对于非常精密的天平而言本身设置有此功能，只需按一个功能键——"CAL"键即可完成天平内部校正。②半自动校正：内装校准砝码，在进入校正程序后，需手动进行加载或卸载校正码即可。③手动校正：大部分精度比较粗的天平设置此功能，天平内部无校准码，需手动进入校正程序并外加校正码进行校正。具体校正方法依据天平生产厂家、型号不同而不同，下面列举几个比较典型的例子作为参考。

（1）上海天平仪器厂JA1203型电子天平进行外校正。方法：轻按"CAL"键，当显示器出现"CAL－"时，即松手，显示器就出现"CAL－100"，其中"100"为闪烁码，表示校准砝码需用100 g的标准砝码。此时就把准备好的"100 g"校准砝码放上称盘，显示器即出现"－－－－"等待状态，经较长时间后显示器出现"100.000 g"，拿去校准砝码，显示器应出现"0.000 g"；若出现的不是零，则清零，再重复以上校准操作。

（2）江苏常熟生产的DF系列电子天平进行内部校正。方法：天平在预热30分钟以上并处于水平位置，除去称盘内的所有物品，使天平稳定地显示零位。将天平右侧下部的开关钮旋到"CAL"档位置，稍后几秒钟显示屏上显示"C"和占用符号"O"，如果显示"CE"，须将开关钮拨回到"ON"位置，再重新开始校正。稍后几秒显示屏上再显示"CC"时，表示天平已经完成一次内部校准工作。最后将开关旋钮由"CAL"档拨回到"ON"档位置,天平显示零处于备用状态。

（3）湘仪产 AEL 系列 TMP－1 型电子天平进行外部校正。方法:按住"TARE"键保持 5 秒,天平显示"SELEC"时松开"TARE"键,再按一下"TARE"键,天平显示"CAL"说明天平已进入校正状态。将外校砝码置于天平称盘上,天平显示"CALA",按一下"TARE"键,天平显示"CAL",稍候天平显示"CALS"时取下砝码。数秒后按"TARE"键,天平显示"CAL",稍候天平显示零位,表示校准完毕。

（4）瑞士 METTLER 系列电子天平进行内部校正。方法:轻按天平的控制杆并保持至显示"－CAL－"时松开控制杆,等待几秒后,显示屏显示"CAL100"（100 字样不停地闪动）,将天平右侧下部写有"CAL"字样的校准杆慢慢地由前端推至后端,稍后数秒显示屏上显示"100.0000",紧接着又显示"CALO"（且 O 字不停地闪动）。此刻说明校准完毕,应将天平黑色校准杆慢慢地由后端推回前端,切忌不要忘记。稍后天平显示"0.0000"表示天平待用。

（5）德国 SARTORUIS 电子天平进行内校。方法:天平空秤且稳定地显示零位时,轻按显示屏旁的"CAL"键,稍后几秒天平显示屏上显示"C"字样,说明正在进行校准,再稍后片刻显示屏上显示"CC"字样,同时发出音响信号,表示此电子天平已经通过内部校准装置的标准砝码,自动完成了一次校准工作。等待数秒后,天平显示零位,表示天平处于称量状态。

第三节　日常维护与常见故障排除

一、日常维护

1. 经常保持天平室内环境清洁,一旦物品撒落应及时清除干净,最好用乙醇棉球将遗撒物粘出来。

2. 除周期检定外,经常对天平进行自校或外校,保证天平灵敏度等处于最佳状态。

3. 长期不用天平时,应暂时收藏为好。如经常使用天平,电源可接通但显示屏不用开。

4. 操作天平不可过载使用,以免损坏天平。

二、常见故障排除方法

见表 2－2。

表 2－2　电子天平故障分析表

故障现象	分析原因	排除方法
天平无显示	未接通电源	接通电源
	显示屏电路有故障	检查显示屏电路
天平开机显示"L"	秤盘未装好	重装秤盘
	秤盘下面有异物	取出异物
天平显示"H"	秤盘上加载物体过重,超出最大量程	秤盘空秤,重新启动
	未用正确的校准码进行校正	重新校正

故障现象	分析原因	排除方法
天平示值不稳定、重复性差、不回零	天平预热时间不够	按规定预热
	天平室温度、湿度不稳定,有气流	对Ⅰ级天平,温度波动应不大于1℃,湿度不大于80%;对其他级别天平温度波动应不大于5℃,湿度不大于85%
	对于微量天平,称量样品有静电或有挥发	
	天平周围有干扰信号	排除天平干扰信号
	秤盘下面有异物与之接触	清理秤盘,将异物取出
	天平秤盘防风罩安装不正确	重新安装防风罩
	称重传感器有问题	送专业部门维修
	电路问题	送专业部门维修
天平不能执行内校准	天平不稳定	稳定后进行
	操作菜单设置不正确	按要求重设菜单
	校准零点偏移	重新校正
天平线性超差	天平增减载荷误差过大	重新校准线性
	称重传感器问题	送专业部门维修
四角误差超标	四角不平衡	送专业部门维修

第四节　计量校准

一、电子天平的检定项目

见表2-3。

表2-3　电子天平的检定项目表

检定项目	首次检定	后续检定	使用中检验
外观检查	+	+	-
偏载误差	+	+	+
重复性	+	+	+
示值误差	+	+	+

"+"为需检项目;"-"为可不检项目

(一)外观检查

检定前应对天平进行目测检查,包括准确度等级、最小秤量 Min、最大秤量 Max、检定分度值 e、实际分度值 d 等。

（二）偏载误差

载荷在不同位置的示值误差须满足相应载荷最大允许误差的要求，示值误差应是对零点修正后的误差。

（三）重复性

同一载荷多次测量结果间的差值，不得超过相应载荷最大允许误差的绝对值。

（四）示值误差

各载荷点的示值误差不得超过该天平在该载荷时的最大允许误差。检定的具体载荷点，由检定操作人员视天平的具体情况选取，但必须注意要对下列各载荷点进行检定：

1. 空载。

2. 全载。

3. 最小秤量 Min（Ⅰ级天平：100e；Ⅱ级天平：50e；Ⅲ级天平：20e；Ⅳ级天平：20e）。

4. 影响天平误差值的"拐点"所对应的那些载荷，如Ⅰ级天平：50 000e、200 000e；Ⅱ级天平：5000e、20 000e；Ⅲ级天平：500e、2000e 等。

二、如何选取标准砝码

应配备一组标准砝码，其扩展不确定度（$k=2$）不得大于被检天平在该载荷下最大允许误差绝对值的1/3。其次，标准砝码的量程能够覆盖到电子天平的最大秤量范围。

三、电子天平最大允许误差

见表 2-4。

表 2-4　电子天平最大允许误差

准确度级别	检定标尺分度数 $n=max/e$	载荷 m（单位 e）	最大允许误差（单位 e）	
			使用中	首次检定
Ⅰ	$\geqslant 5 \times 10^4$	$0 \leqslant m \leqslant 5 \times 10^4$	±1	±0.5
		$5 \times 10^4 < m \leqslant 2 \times 10^5$	±2	±1
		$2 \times 10^5 < m$	±3	±1.5
Ⅱ	$\geqslant 5 \times 10^3$	$0 \leqslant m \leqslant 5 \times 10^3$	±1	±0.5
		$5 \times 10^3 < m \leqslant 2 \times 10^4$	±2	±1
		$2 \times 10^4 < m < 1 \times 10^5$	±3	±1.5
Ⅲ	$\geqslant 5 \times 10^2$	$0 \leqslant m \leqslant 5 \times 10^1$	±1	±0.5
		$5 \times 10^2 < m \leqslant 2 \times 10^3$	±2	±1
		$2 \times 10^3 < m < 1 \times 10^4$	±3	±1.5
Ⅳ	$\geqslant 5 \times 10^1$	$0 \leqslant m \leqslant 5 \times 10^0$	±1	±0.5
		$5 \times 10^1 < m \leqslant 2 \times 10^2$	±2	±1
		$2 \times 10^2 < m < 1 \times 10^3$	±3	±1.5

四、检定结果的处理

将检定数据进行计算或处理,判断天平合格与否。合格应发给天平检定合格证书;不合格应发给检定结果通知书。天平检定周期不超过一年。

第三章
分光光度计

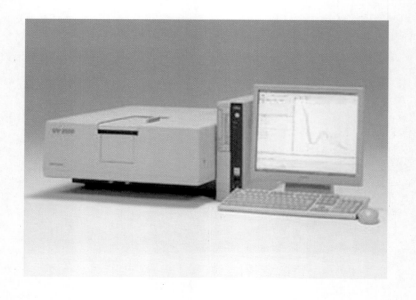

第一节 结构原理简介

分光光度计广泛应用在物理、化学、医学、食品工业、制药工业、土壤分析、环境保护等各个领域。其中,在医药工作领域,可以用来测量血红蛋白、黄疸指数等许多生化指标及诸多药物的含量。在各级医院及各类科研部门得到了广泛应用。

一、朗伯 – 比尔(Lamber – Beer)定律

所有吸收光谱仪器(含分光光度计)工作原理都遵从朗伯 – 比尔定律。

当一束平行单色光通过稀的有色溶液时,由于溶液吸收了一部分光线,光线的强度就要减弱。溶液的浓度越大、透过的液层越厚、入射的光线越强,对光线的吸收就越多。如果入射光的强度不变,则光的吸收只与液层厚度及溶液的浓度有关。它们之间的关系可以用(公式3 – 1)表示:

$$A = KCL \tag{3 – 1}$$

式中,A——吸光度,也被称为消光度 E,或光密度 D(O.D);

K——吸(消)光系数;

C——溶液的浓度;

L——液层的厚度。

此式说明:在入射光一定时,溶液的吸光度与溶液的浓度及液层厚度成正比。此式即为光的吸收定律的数学表达式,又叫朗伯 – 比尔定律。这一定律是比色分析和其他吸收光谱分析的理论基础。

由朗伯 – 比尔定律可知,吸光系数 $K = A/CL$。它表示有色溶液在单位浓度和单位厚度时的吸光度。在入射光的波长、溶液的种类和温度一定的条件下,K 为定值。K 值越大,说明比色分析时的灵敏度越高。

吸光度 A 与透射比 T 的关系如下(公式3 – 2):

$$A = -\lg T \tag{3 – 2}$$

即吸光度 A 与透射比 T 的负对数成正比。

二、分光光度计的分类

依据其工作原理,分光光度计可进行如下分类(图3 – 1)。

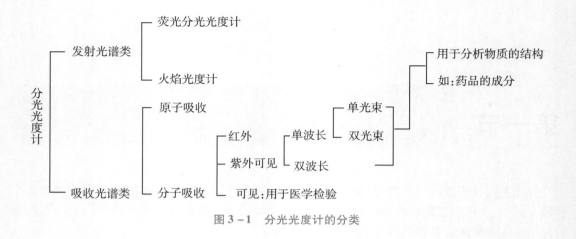

图 3 – 1 分光光度计的分类

三、分光光度计的基本结构

一般的分光光度计的基本结构由光源、单色器、比色皿、光电检测器、放大和显示等六部分组成。

光源发出的复合光经单色光器后,变为近似的单色光。此单色光通过比色皿时,被比色皿中盛放的样品液吸收掉一部分,然后照在光电检测器上。光电检测器将照在它上面的光信号的强弱转变为电信号的大小,最后由显示部分将测量结果显示出来。

其中,光电检测器是用来将光能转换成电能的器件。在光谱仪器中常用的光电检测器有光电池、光电管、光电倍增管,以及半导体光电二极管、光敏电阻等。

值得一提的是光电管和光电倍增管,其工作原理如下:一些金属和非金属物质,受到适当波长的光照射时,其内部电子会因动能增加而逸出物体表面,产生电子发射,这种现象称为外光电效应。光电管和光电倍增管都是利用外光电效应而制成的光电转换元件。而光电倍增管是检测微弱光信号最常用的光电转换器件,它的灵敏度比光电管高 200 多倍,因此光电倍增管不能用来测强光,否则,不但光电流与光强不成线性关系,而且光阴极和二次发射极容易疲劳,信号呈现漂移,灵敏度下降。另一方面,阳极电流过大时,管子容易损坏。

第二节 使用方法与注意事项

分光光度计使用前一定要阅读使用说明书。

一、提高分光光度计透射比检定及使用精度的几种方法

在分光光度计的使用或检定中,透射比(吸光度)的准确度是衡量仪器工作性能的一项重要指标,它的准确程度直接关系到所测数据的可信性及科学性。所以,提高此项指标的使用及

检定准确度显得尤为重要。下面结合近年来对分光光度计的检定或修理实践,把如何提高透射比的测试及使用精度的几点方法列表叙述如下(表 3 – 1)。

表 3 – 1　提高透射比的测试及使用精度的方法

透射比准确度偏低的原因	相应的解决办法
通过样品池的光斑不居中	调整光源位置,使光斑居中
样品池架的推拉装置定位不精确(微量杯)	测试时反复推拉,加强定位或修复
预热时间不够或过长	根据仪器具体情况延长或缩短预热时间
光源强度不够,使噪声的影响相对明显,进而影响测试结果	更换新的光源(尤其是紫外光源)
光电转换部分老化	更换新的光电转换装置
计量检定中没有正确使用空白比色架	以空气做参比时,使用空白比色架,确保进入样品及参比的光量一致
参比杯与样品杯不配套	使用透射比之差在 0.5% 范围内的配套比色杯

二、进行光谱分析实验时可参考的几点建议

应做到溶液的浓度不受重量、体积和温度误差的影响。

1. 化合物应完全溶解。
2. 溶液不应是浑浊的,否则使用过滤器,比色皿窗口不应有气泡。
3. 参考溶剂的处理方法应严格的与该溶液相同。
4. 在测量重要光谱区时,通过皿长的调整而不是浓度,使试样的吸收度位于 0.8 ~ 1.5 A。

第三节　日常维护与常见故障排除

一、分光光度计的维护与保养

1. 分光光度计是一种高阻仪器,所以怕潮湿,过高的空气湿度将影响仪器的稳定性和电安全性,环境湿度一般控制在 <85% 。

2. 温度对仪器也有一定影响,实验室的温度一般控制在 10 ~ 25℃ 。使用时放置在坚固平稳的工作台上,室内照明不得太强,因仪器灯源本身具有热量,当工作一段时间后,仪器本身温度会增加,当环境温度过高时会严重影响仪器的稳定性和使用寿命。热天时不能用电扇直接向仪器吹风,防止灯泡、灯丝发光不稳。

3. 每次装入比色皿的溶液不要过满,一般装 2/3 即可。比色皿使用完毕后,请立即用蒸馏

水冲洗干净,并用干净柔软的纱布将水迹擦去,以防止表面光洁度被破坏,影响比色皿的透光率。由于使用中的比色皿会受污染,其配套性会变差,当发现配套性变差后要及时清洗,污染严重的要用重铬酸钾洗液清洗,当两个在检定配套时其透射比之差 > 0.5% 时,就要考虑重新配套或更换比色皿。

4.尽量远离高强度的磁场、电场及发生高频波的电器设备,避免在有亚硫酸等有腐蚀性气体的场所使用。对电压波动较大的地方要先稳压,可采用磁饱和式或电子稳压式的稳压器,仪器要有良好的接地。

5.通常分光光度计都带有干燥筒,比色皿暗箱内有硅胶,为保持干燥,定期进行更换或在110℃烘干后再使用。为避免仪器积灰或沾污,在停止工作时,要用塑料或布罩子罩住整个仪器,潮湿天气时还应在套子内放数袋硅胶。

6.光栅(棱镜)的表面都镀有一层铝膜,铝膜质地柔软,表面极容易擦伤,因此,在维护过程中,严禁用手触摸或其他硬质物品擦拭;否则,会造成铝膜永久性破坏。如果铝膜上有灰尘或其他不洁物时,可以用吹气球将灰尘吹去。准直镜的表面上通常也镀有铝膜,若在可见光光区,铝膜外面常常再镀有一层二氧化硅保护层;但在紫外区为保证较高的反射率,常常没有这层保护,对于这类没有保护层的反射镜,采用和光栅相同的保护方法进行维护,维护中也要防止用手直接接触或其他硬质东西擦拭。

另外,在日常维护工作中要定期更换仪器的硅胶,定期开机。当仪器停止工作时,必须切断电源,开关放在"关"位置上,这样才能保证仪器的正常使用和测量数据的稳定可靠。分光光度计是计量仪器,必须定期检定或校准;经修理后必须重新检定,经检定合格后方可使用。

7.若大幅度改变测试波长,需稍等片刻,等灯热平衡后,重新校正"0"和"100%"点。然后再测量。

8.指针式仪器在未接通电源时,电表的指针必须位于零刻度上。若不是这种情况,需进行机械调零。

9.WFZ800 - DA、756 型等分光光度计,由于其光电接收装置为光电倍增管,其本身的特点是放大倍数大,因而可以用于检测微弱光电信号,而不能用来检测强光。否则容易产生信号漂移,灵敏度下降。针对其上述特点,在维修、使用此类仪器时应注意不要让光电倍增管长时间暴露于光下,因此在预热时,应打开比色皿盖或使用挡光杆,避免长时间照射使其性能漂移而导致工作不稳。

10.放大器灵敏度换挡后,必须重新调零。

11.比色杯的配套性问题。如前所述,比色杯必须配套使用,否则将使测试结果失去意义。在进行每次测试前均应进行比较。

其次,使用吸收池时,还应注意池的安置方向,不同的安置方向相当于不同的透光面对着入射光束;分析测试时,注入吸收池的溶液勿需太满,到吸收池高的 2/3 即可;由于使用吸收池测试前,必须把池透光面上的湿痕或溢出的溶液揩干、擦净,否则将给测试结果带来误差,因此在每次倒溶液时应小心操作,减少对进光面的擦洗次数,以防止进光面磨损而影响透过率。

12.由方向标志的干涉滤光片应按指定的方向使用和检定,检定和使用时箭头指向仪器出射狭缝(箭头背向光电探测器)。

13.使用透射比滤光片检定分光光度计的透射比时,必须先用波长标准滤光片或石英汞灯校正分光光度计的波长。

二、分光光度计操作中容易出现的几个典型故障及其排除方法

(一)仪器不能调零

可能原因及解决办法:

1. 光门不能完全关闭。解决方法:修复光门部件,使其完全关闭。

2. 透过率"100%"旋到底了。解决方法:重新调整"100%"旋钮。

3. 仪器严重受潮。解决方法:可打开光电管暗盒,用电吹风吹上一会儿使其干燥,并更换干燥剂。

4. 电路故障。解决方法:送修理部门,检修电路。

(二)仪器不能调"100%"

可能原因及解决办法:

1. 光能量不够。解决方法:增加灵敏度倍率档位,或更换光源灯(尽管灯还亮)。

2. 比色皿架未落位。解决方法:调整比色皿架使其落位。

3. 光电转换部分老化。解决方法:更换部件。

4. 电路故障。解决方法:调修电路。

(三)测量过程中,"100%"点经常变动

可能原因及解决办法:

1. 比色皿在比色皿架中放置的位置不一致,或其表面有液滴。解决方法:用擦镜纸擦干净比色皿表面,然后将其安放在比色槽的左边,上面用定位夹定位。

2. 电路故障(电压、光电接收、放大电路)。解决方法:送修。

(四)数显不稳

可能原因及解决办法:

1. 预热时间不够。解决方法:延长预热时间至30分钟左右(部分仪器由于老化等原因,长时间处于工作状态时,也会工作不稳)。

2. 光电管内的干燥剂失效,使微电流放大器受潮。解决方法:烘烤电路,并更换或烘烤干燥剂。

3. 环境振动过大、光源附近空气流速大、外界强光照射等。解决方法:改善工作环境。

4. 光电管、电路等其他原因。解决方法:送修。

第四节　计量校准

根据国家计量检定规程(《JJG375－2007紫外、可见、近红外分光光度计检定规程》),每年定期对分光光度计进行计量检定,其主要测试项目如下。

一、通用技术要求的检查

主要指安全性能、仪器外观、标志及吸收池的目视检查。

二、波长最大允许误差及波长重复性

该项指标选用溶液或滤光片标准物质来测定。

仪器工作时,分光光度法原理要求照射在样品池上的单色光必须对应于样品吸收光谱中的某一个吸收峰的波长。由于仪器的制造和调整误差,单色光的实际波长与仪器的波长读数值间都存在一定的误差。样品中绝大部分的主要吸收峰都有一定的宽度,对波长准确度要求允许宽些。但是,当吸收峰宽度较小,而且吸收峰两侧边缘比较陡直,此时波长准确度的影响就必须引起注意。

三、噪声与漂移

根据仪器的工作范围选取 A 段 250 nm,B 段 500 nm,C 段 1500 nm 作为噪声的测量波长,500 nm 为漂移的测量波长进行检定。波长切换时,允许见光稳定 5 分钟。

四、透射比(吸光度)最大允许误差及重复性

该项指标选用溶液或滤光片标准物质来测定。

很显然,透射比或吸光度的误差越大,测试结果的可信性越差,从而影响到测试数据的准确性。

五、基线平直度

按仪器要求进行基线校正后,设置仪器光谱带宽 2 nm,扫描速度中速,取样间隔 1 nm,参照仪器说明书设定合适的吸光度量值,在波长下限加 10 nm,波长上限减 50 nm 进行扫描,测量图谱中起始点的最大吸光度与偏离起始点的吸光度之差即为基线平直度。

六、杂散光

杂散光是由于光学元件制造误差以及光学和机械零件表面的漫反射形成的。杂散光是分析样品的非吸收光,随着样品浓度的增加,杂散光的影响也随之增大,将给分析结果带来一定的误差。在紫外的短波区域光源强度和检测器的灵敏度均明显减弱,杂散光的影响更不能忽视。因此,杂散光的大小也是仪器性能的一项重要指标。

该项指标使用杂散光滤光片进行测试。

七、吸收池(配套误差)的检定

在仪器其他项目检定合格后,在仪器所附的同一光径吸收池中,装蒸馏水于 220 nm(石英吸收池)、440 nm(玻璃吸收池)处,将一个吸收池的透射比调至 100%,测量其他各池的透射比值,其差值即为吸收池的配套性。凡透射比之差不大于 0.5% 的池可以配成一套使用。

在实际工作中,仪器用户可以根据仪器使用波长(自行或要求计量部门)进行吸收池配套检定,保证吸收池在实际使用波长处的配套效果。

使用中仪器吸收池配套性不作为必检项目,是由于使用中吸收池污染的情况比较复杂,仅靠计量部门在有限两处检定,并不能确保实际使用效果,且给使用人员造成已检合格的错觉。对分光光度法分析人员来说,吸收池使用前必须在实际测试波长处对其配套情况进行检查。

第四章
酶标仪

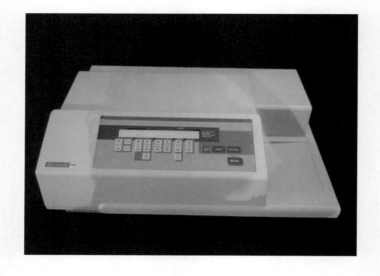

第一节 ‖ 酶联免疫分析技术

免疫分析(immunoassay)或称免疫学检验,是以抗原抗体相互结合的免疫学反应为基础,主要研究免疫学技术及其在医学领域中的应用。根据分析过程中是否需要标记物分为标记免疫分析和非标记免疫分析两大类。前者根据标记物的不同又分为酶免疫分析、放射免疫分析、发光免疫分析、免疫金(银)标记技术等,后者的主要代表是由最初的免疫沉淀试验发展形成的免疫浊度分析技术。免疫分析技术在对临床疾病的发病机制(特别是免疫反应紊乱机制)的研究、感染性肿瘤的诊断等方面发挥了重要的作用。为了适应医学检验中自动、快速、简便的要求,随着各种免疫分析技术的出现,相应的免疫分析仪器也不断问世。

一、酶联免疫分析技术的基本原理

酶免疫分析(enzyme immunoassay,EIA)是目前现代医学临床检验应用最多的一种免疫分析技术,是利用酶的高效催化和放大作用与特异性免疫反应(抗体 - 抗原反应)结合而建立的一种标记免疫技术。其基本原理是将抗原(或抗体)与酶用胶联剂结合为酶标记的抗原(或抗体),此酶标记的抗原(或抗体)可以用固相载体上或组织内相应抗体(或抗原)发生特异反应,并牢固地结合形成仍保持活性的免疫复合物。当加入相应底物时,底物被酶催化而呈现出相应的反应颜色,颜色深浅与相应抗原(或抗体)的含量成正比,故可根据颜色反应的深浅进行定性或定量分析。由于酶的催化频率很高,故可极大地放大反应效果,从而使测定方法达到很高的敏感度。

酶免疫分析(EIA)具有灵敏度高、特异性强、试剂性质稳定、操作简便、快速、对环境污染小等特点,广泛应用于各种生物化学物质的免疫测定。20 世纪 80 年代引入中国后已成为检验传染病血清学标志物(如肝炎、艾滋病、致畸病原 Torch)、肿瘤标志物及内分泌等各种临床免疫指标检测的主导技术。

二、酶免疫分析技术的分类

酶免疫分析技术按实际用途,可分为酶免疫组化和酶免疫测定两大类;根据抗原抗体反应后是否需要分离结合与游离的酶标记物,可分为均相酶免疫分析和非均相(或异相)酶免疫分析两种方法。医学检验中常用的酶免疫分析法均为非均相酶免疫分析法,是在抗原抗体反应达到平衡后,需分离游离的和与抗原(或抗体)结合形成复合物的酶标记物,然后对经酶催化的底物显色程度进行测定,再推算出样品中待测抗原(或抗体)含量的分析方法。根据试验中是否使用固相支持物作为吸附免疫试剂的载体,又可分为固相酶免疫法和液相酶免疫法两种,以前者最常用,称为酶联免疫吸附测定(enzyme - linked immunosorbent assay,ELISA),简称"酶标法"。酶标法既可测定抗原,也可测定抗体。

三、酶联免疫吸附实验的操作方法

首先将抗原(或抗体)物质吸附(医学上称"包被")在样品板中(通用的样品板是 96 孔反

应板),再将待测样品(如血液等)加入样品板,于是待测未知的抗体(或抗原)与包被的抗原(或抗体)相结合,成为抗体-抗原复合物。当依次加入酶标记抗体或酶标二抗以及酶的底物时便产生显色反应,其程度与被检测样品中待测抗体(或抗原)的量成正相关,据此可以得到定性或定量的检测结果。

第二节 结构原理简介

酶联免疫分析仪(ELISA reader,简称酶标仪)是酶联免疫吸附试验的专用仪器,其核心是一个比色计,即用比色法来分析抗原(或抗体)的含量。ELISA 测定一般要求测试液的最终体积在 250 μl 以下,用一般光电比色计无法完成测试,因此对酶标仪中的光电比色计有特殊要求。酶标仪实际上就是专用的光电比色计或分光光度计,其基本原理和主要结构与分光光度计相同。

一、酶标仪的基本工作原理

由于 ELASA 技术中可用不同形式的固相支持物(如试管、微孔板、小珠、微粒等)作为吸附免疫试剂的载体,因而可设计成不同的酶标仪,各种不同的酶标仪在结构上有很大的差别。微孔板固相酶标仪为临床最常用的酶标仪之一,图 4-1 是一种单通道自动进样的酶标仪工作原理图,光源灯发出的光波经过滤光片或单色器变成一束单色光,进入塑料微孔极中的待测标本,该单色光一部分被标本吸收,另一部分则透过标本照射到光电检测器上,光电检测器将这一因待测标本不同而强弱不同的光信号转换成相应的电信号,电信号经前置放大、对数放大、模数转换等信号处理后送入微处理器进行数据处理和计算,最后由显示器和打印机显示结果。

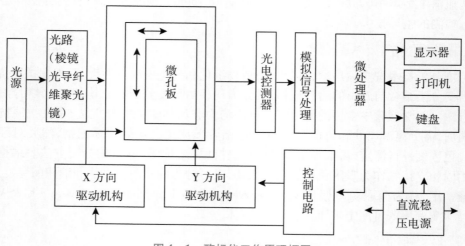

图 4-1 酶标仪工作原理框图

二、酶标仪的基本结构

（一）酶标仪的光学系统

1. 光学测量

酶标仪所用的单色光既可通过相干滤光片来获得,也可用分光光度计相同的单色器来得到。在使用滤光片作滤波装置时与普通比色计一样,滤光片既可放在微孔板的前面,也可放在微孔板的后面,其效果是相同的。图 4 – 2 便是目前常用的酶标仪垂直光路系统图:光源灯发出的光经聚光镜、光栏后到达反射镜,经反射镜作 90° 反射后垂直通过比色溶液,然后再经滤光片送到光电管。以 Thermo 常用机型 Multiskan Mk3 酶标仪为例,光学系统包括以下部件:

（1）光源:光源为装有镀铝椭圆反射器的石英卤钨灯(Osram 64607A,8V/50W)。为了延长灯具的使用寿命,不使用时请关闭仪器,开始测量前必须先预热 1 分钟。

（2）斩光轮:斩光轮截断光束,以尽可能减少电子噪音。

（3）半透明镜:光束穿过聚光透镜后照射到半透明镜上。部分可见光与所有长波长均穿过镜片及 UV,而剩下的可见光反射到其他地方。此装置能够减少干涉滤光片的发热,并使光谱强度分布均匀。

（4）干涉滤光片:从滤光片轮的 1 ~ 8 个滤光片中选择波长。

（5）光纤束:穿过干涉滤光片后,光束到达光纤束的端点,光束折射为 8 束平行向上的光线。

（6）聚焦透镜:经折射后,光线穿过由 8 个透镜组成的聚焦系统。

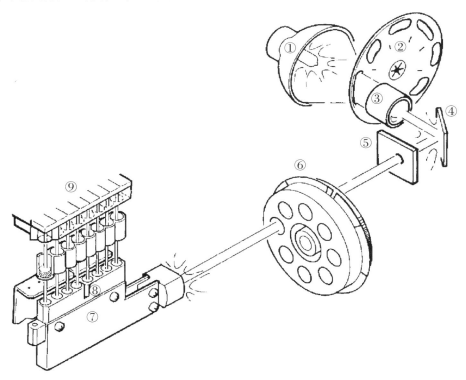

图 4 – 2　光学系统

1.石英卤素灯;2.斩光轮;3.孔径透镜与聚光透镜;4.半透明反射镜;5.孔径;6.干涉滤光片(滤光片轮);7.光纤束;8.聚焦透镜;9.上透镜与检测器

（7）检测器：光束经孔板底部，样品及上部透镜，最后进入检测器，由检测器测量光的强度。

2. 垂直测量原理

采用垂直测量光路，光束经光度计样品槽底部进入槽内（即光学窗口），随后经溶液表面进入检测器。在此光学装置内，吸光度取决于光度计样品槽内吸光物质的含量。

垂直光路测量具有以下优点：

（1）对非吸光液体物质的不正确的移液不影响测量的吸光值。

（2）反应过程中非吸光液体物质的挥发不影响测量的吸光值。

（3）溶液中存在某程度的非均一性，例如浊度测量中的分层现象，不会对测量结果造成影响。

（二）酶标仪微孔板

微孔板是一种经事先包理专用于放置待测样本的透明塑料板。板上有多排大小均匀一致的小孔，孔内都包埋着相应的抗原或抗体。微孔板上每个小孔可盛放不到 1 ml 的溶液，其常见规格有 40、55、96 孔板等多种，不同的仪器选用不同规格的孔板，对其可进行一孔一孔地检测或一排一排地检测。

微处理机通过控制电路控制机械驱动机构 X 方向和 Y 方向的运动来移动微孔板，微孔板的小孔依次送入光束下进行测试，它设有多个光束和多个光电检测器，如 12 个通道的仪器设有 12 条光束或 12 个光源、12 个检测器和 12 个放大器。在 X 方向机械驱动装置的作用下，每 12 个样品为 1 排进行检测，从而实现了自动进样检测过程。多通道酶标仪的检测速度快，但其结构较复杂。

三、酶标仪与分光光度计的主要区别

分光光度计和酶标仪存在一些不同之处，具体差别体现在以下几个方面：

（一）比色所用容器的区别

分光光度计采用石英或玻璃的比色皿；酶标仪用的是透明的聚乙烯微孔板作为固相载体，对抗原、抗体有较大的吸附作用。

（二）入射光线的区别

分光光度计的入射光束横向垂直通过待测溶液和比色皿；酶标仪盛装比色溶液的微孔板是多排多孔，因此，酶标仪的光束是纵向垂直通过待测溶液和微孔板，光束既可从下向上通过比色溶液，也可从上向下通过比色溶液。

（三）表示方法

分光光度计一般采用 A 来表示；酶标仪除了用 A 表示吸光度，还可以使用光密度 OD 来表示吸光度。

第三节 使用方法与注意事项

一、方法步骤

1. 接通电源，打开开关，轻轻按下系统键，仔细观察各部位是否正常运行。

2. 选择测试空白位置分析阈值。一般酶标仪阈值矩阵设定,可设定阴性、可疑、阳性 3 个范围。可疑范围的设定以设定为临界上下 15%(也称灰色区)为宜,可疑范围上限必须考虑到双波长情况下出现负吸光度值和超范围报告影响结果的可能性。阴性范围下限和阳性范围应该充分考虑到影响酶标法结果因素的存在。

选择打印报告类型。软件信息通过显示器并且通过仪器薄膜键进行控制。

3. 测试标本时要将微孔板外残留液体用滤纸擦拭干净,方能移入测试板槽内,以免影响结果判读。

4. 测试完毕,取微孔板时要求轻拿轻放,标本不能外溢,以免污染板槽。

5. 仪器使用完毕要用清洗液反复冲洗测试系统,以免造成交叉污染。

二、使用注意事项

(一)工作环境

酶标仪是一种精密的光学仪器,良好的工作环境不仅能确保其准确性和稳定性,还能够延长其使用寿命。

1. 仪器应放置在无强磁场和干扰电压的位置。

2. 仪器应放置在噪音低于 40 分贝的环境下。

3. 为延缓光学部件的老化,应避免阳光直射。

4. 操作环境温度应在 15~40℃,环境湿度在 15%~85%。

5. 操作时电压应保持稳定。

6. 操作环境空气清洁,避免水汽、烟尘。

7. 保持干燥、干净、水平的工作台面,以及足够的操作空间。

(二)操作注意事项

1. 使用移液器加液,移液枪头不能混用。

2. 洗板要干净,避免交叉污染。

3. 严格按照试剂盒的说明书操作,反应时间准确。

4. 请勿将样品或试剂洒到仪器表面或内部,操作完成后注意做好清洁工作。

5. 不要在测量过程中关闭电源。

6. 对于因试剂盒问题造成的测量结果的偏差,应根据实际情况及时修改参数,以达到最佳效果。

7. 使用后盖好防尘罩。

8. 出现技术故障时应及时与厂家联系,切勿擅自拆卸酶标仪。

(三)样本名称文件的设定

样本命名时,应做到样本名称文件与吸光度值文件保持一致,这样做的目的是在以后再调出吸光度文件时,样品名称文件可自动调出。

(四)留存原始记录

建立完整原始记录非常重要。原始记录不仅包括打印出来的数据,还应记录试剂盒厂家、批号、有效期、质控物来源、检测者、复核者等相关内容。原始记录不宜只保存在电脑内,还应打印后装订保存。

第四节 日常维护与常见故障排除

一、日常维护和保养

必须由用户执行日常程序和保养程序,以防不必要的磨损或危险。

(一)日常清洁

对于可靠的日常操作,建议定期清洁仪器外壳,必须保持仪器无尘,不沾有液体。当不使用仪器时,最好使用防尘罩覆盖仪器。使用浸有温和清洁剂的棉布清洁仪器外部、传输轨和载板架,随后使用去离子蒸馏溶液清洁。不推荐使用研磨清洗剂,因为它们可能会损坏涂装表面。

(二)及时维护

若有含盐溶液、溶剂或酸碱溶液溅出,必须立即从外表面擦去,以防损坏仪器,并用去离子蒸馏溶液擦拭。如有表面被生物危害物质污染,应当使用柔和的杀菌液清洗。

(三)滤光片维护

滤光片是消耗品。建议每年检查两次,以确保仪器正常运作。

(四)光学系统维护

为了保证酶标仪的持续可靠性与准确性,避免干扰光学系统的任何部件、光路失调值影响测量,应做好以下几点:

1. 保持光学系统的清洁,以确保其正常运作和出具精确结果。
2. 防止任何液体进入仪器。
3. 保持仪器无尘、无异物。
4. 避免用裸露的手指碰触透镜表面、滤光片或检测器。
5. 定期执行操作测试。

(五)净化程序

只有在传染性物质已经直接接触到仪器的任何零件时才建议使用净化程序。如果有任何被生物危害物质污染的风险,必须执行净化程序。建议仪器从一个实验室重新放到另一个实验室之前执行完整的净化程序,正常运作的仪器不需要净化。应当按照常规实验室程序执行净化,遵循试剂配套供应的净化说明书。

净化示例

•乙醇	70%
•Virkon 溶液	1%~3%
•戊二醛溶液	4%
•氯胺 T	消毒药,对细菌、病毒、真菌、芽孢有杀灭作用
•小杀菌素 SQ™	1:64

1. 净化仪器步骤

（1）关闭电源,拔下仪器插头。

（2）使用一次性手套。

（3）用浸有70%乙醇或1%戊二醛的一次性棉布清洁仪器外部、轨道和载板架。

（4）拆卸仪器外盖,清洁内部的轨道以及上述光学纤维束末端的聚焦透镜。注意不要用手碰触测量电路板。

（5）清洁聚焦透镜。注意不要使用丙酮清洁塑料透镜（聚焦透镜或上镜片）,避免粗磨打理。

（6）保持仪器表面干燥。

（7）用浸水的无绒拭镜纸擦拭聚焦透镜和上镜片表面上由于使用净化剂而产生的薄膜,用干燥的拭镜纸擦拭透镜。

（8）擦干上镜片后,将检测器架降低回原来的位置,盖好并固定仪器外盖。

（9）执行完该净化程序之后,在运输包装内部以及外部附上注明时期并署名的净化证明。

2. 注意事项

（1）最好不要使用甲醛,因为即使是微量的甲醛痕迹也会对在EIA测试中使用的酶产生负面影响,导致不良的测试结果。

（2）始终穿戴一次性手套和防护服,并在通风良好的区域进行操作。

二、酶标仪的常见故障及其排除方法

（一）电源未接通

排除方法:检查是否插入仪器插头;检查保险丝是否熔断。

（二）通过接口系统传输数据失败

排除方法:检查仪器与计算机波特率、字符长度和交换设置是否相同;检查传输/接收针脚配置是否正确设置;检查连接电缆。

（三）打印机打印出现重叠行,或内置打印机停止打印

故障原因:打印机内打印纸受阻。

排除方法:确保打印纸运行流畅。

（四）板错误

故障原因:检查板在载板架上的位置是否正确;检查是否有异物阻碍载板架;检查轨道是否清洁,是否有弯曲;检查齿形带是否损坏。

（五）滤光片错误

故障原因:滤光片轮遗失或发生故障。

排除方法:将滤光片轮放入相应轮槽;检查滤光片轮是否正确安装,或者是否损坏;检查滤光片轮位置槽的情况。

（六）强光错误

故障原因:强光进入检测器;滤光片轮可能遗失或者单独的滤光片发生故障。

排除方法:检查滤光片。

（七）无光

故障原因:灯具烧坏。

排除方法:更换灯具。

故障原因:光线路径受阻。

排除方法:检查仪器和滤光片,如果滤光片损坏,则进行更换。

(八)仪器不能通过自检

故障原因:光路出现问题。

排除方法:打开机盖,首先检查灯泡是否出现异常;若无异常,对光路进行清洁擦拭,包括光源的透镜(聚光镜)、棱镜、滤光片、光导纤维聚光镜、光电检测头等,擦拭后重新启动。

(九)仪器能通过自检,但是重复性差

故障原因:光源电压不稳,程控放大器输出不稳定;导轨移动不够平稳。

排除方法:导轨应保持清洁,加涂适量润滑脂。

第五节 计量校准

酶标仪属于国家强制检定项目。依据《JJG861 – 2007 酶标分析仪检定规程》对其进行计量校准。

一、外观

酶标仪上应有仪器名称、型号、编号、生产厂家、出厂日期和电源电压;各调节旋钮、按键和开关均能正常工作,外表面无明显机械损伤;显示文字应清楚完整。

二、酶标仪示值稳定性的检定

选用 492 nm 波长或仪器特有的专一波长,将吸光度标称值 1.0 的光谱中性滤光片,平放在微孔酶标板的空板架上,以空气为参比,测量并记录仪器的初始示值,5 分钟后记录仪器示值一次,10 分钟后再记录仪器示值,求出后两次吸光度示值的最大值,各类仪器按公式 4 – 1 计算示值稳定性 r:

$$r = A_{最大} - A_{初始} \tag{4-1}$$

式中:$A_{初始}$ 和 $A_{最大}$——仪器吸光度初始值和最大值。

三、吸光度示值误差

方法:依次选用 405 nm、450 nm、492 nm 和 620 nm 波长或酶标仪特有的专一波长,将吸光度标准值分别为 0.2、0.5、1.0、1.5 的四块光谱中性滤光片同时平放在微孔酶标板的空板架上,以空气为参比,连续测量 3 次,依次记录仪器示值,并计算平均值。

吸光度示值误差 ΔA 按公式 4 – 2 计算:

$$\Delta A = \frac{1}{3}\sum_{i=1}^{3} A_i - A_s \tag{4-2}$$

式中:A_i——第 i 次测量的吸光度值;

　　　A_s——吸光度标准值。

四、吸光度重复性

方法:选用 450 nm 波长或仪器特有的专一波长,将吸光度标准值为 0.5 或 1.0 的光谱中性滤光片平放在微孔酶标板的空板架上,以空气为参比,于固定的某一孔位重复测量 6 次,记录仪器示值,并计算平均值,按公式 4 - 3 计算 RSD 值,以实验结果的相对标准偏差值(RSD)表示仪器的吸光度重复性:

$$RSD = \sqrt{\frac{\sum_{i=1}^{n}(x_i - \bar{x})^2}{(n-1)}} \times \frac{1}{\bar{x}} \times 100\% \qquad (4-3)$$

式中:x_i—第 i 次测量的结果;

　　　$\bar{x}$— n 次测量结果的吸光度平均值;

　　　n— 测量次数。

五、灵敏度

酶标仪的灵敏度主要受两个因素的影响:一是滤光片的波长准确度;二是检测器的质量。通常情况下,由滤光片导致仪器的灵敏度和准确度下降比较容易检查,而检测器质量差异则不易被发现,因此采用灵敏度溶液标准物质测量吸光度值,对仪器的检测器质量进行检定,以保证仪器测量结果的可靠性。

方法:选用 450 nm 波长或仪器特有的专一波长,使用量程适合并经检定合格的 A 级加样器,在未包被抗原或抗体的微孔酶标板的某一孔中加入 350 μl 浓度值为 5 mg/L 的酶标仪用灵敏度溶液标准物质,测量吸光度值,吸光度值应≥0.01 A。

六、通道差异

通道误差是仪器内部的系统误差,质量不同的检测器对吸光度测量标准的响应能力不同,所以通道差异是衡量酶标仪性能良好与否的重要指标之一;其衡量指标用极差值表示,极差值越小,表明通道差异也越小,说明同一样品在不同通道检测结果的一致性越好。"通道差异"是全自动型酶标仪最主要的误差来源。

方法:对单波长/双波长、多通道及波长连续可调式、单通道/多通道的酶标仪而言,选用 450 nm 波长或仪器特有的专一波长,将吸光度标准值为 1.0 的光谱中性滤光片平放在微孔酶标板的空板架上,先后置于多个通道的相应位置(例如:对于 8 通道仪器可从 A1 ~ H1 或 A2 ~ H2 作为起始位置),以空气为参比,测量并记录每一通道的至少 6 次吸光度值(例如 A 通道可测量 A1 ~ A6 或 A2 ~ A7),多个通道的差异结果报告用全部测量数据的极差值表示,按公式 4 - 4 计算通道差异 δ_A:

$$\delta_A = A_{max} - A_{min} \qquad (4-4)$$

式中:A_{max}——多个通道中测量结果的吸光度最大值;

　　　A_{min}——多个通道中测量结果的吸光度最小值;

　　　δ_A—— 通道差异。

第五章
酸度计

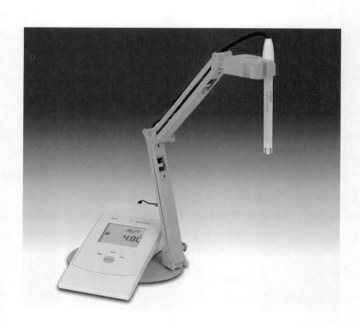

第一节 结构原理简介

酸度计简称 pH 计,是专门用来测量溶液 pH 值的仪器,属于离子计中的一种,主要由电极和电计两部分组成。其中,电极包括能够检测溶液中 H^+ 活度变化的指示电极和另一个与被测物质无关的、提供不变的测量参考电位的参比电极。电极是将被测溶液中的 H^+ 活度转换成 mV 电压信号,电计是将此信号加以变换、放大并予以 pH 单位显示数据,从而实现将被测溶液中 H^+ 活度转变为溶液酸碱度(pH 值)的一种直观方法。

由热力学推导出来的能斯特方程式表明了电极电位与溶液离子浓度之间的关系(公式 5 - 1):

$$Ex = E_0 - \frac{2.30259RT}{nF} lg a_x \tag{5 - 1}$$

式中,Ex:电池的电极电位。

E:电极零电位(标准电极电位),它取决于电极材料,电极制好后为常数。

R:气体常数 $[8.314\ J/(k \cdot mol)]$。

F:法拉第常数(96487 c/mol)。

n:离子价数,电极反应中得失的电子数。

T:绝对温度(273.15 + t)K。

a_x:离子活度,$a_x = rc$,r 为活度系数,c 为浓度。当溶液中的离子浓度低于 10^{-3} mol/L 时,活度系数接近于 1,即活度近似等于浓度。

酸度计的测量采取相对电位测量比较法:以已知标准缓冲液的 pH 值为基准,准确地指示缓冲液的已知 pH 值,对电极进行校准、定位,然后再测量待测溶液,通过比较得到待测溶液的 pH 值。

酸度计的测量系统如图 5 - 1 所示。

由图中可知,pH 测量实际上是将指示电极和参比电极的电极电势之差(两电极与被测溶液组成电池的电动势)反映到电计上,电动势的变化反映了 H^+ 浓度的变化。

一、参比电极

参比电极对溶液中氢离子活度无响应,具有已知和恒定的电极电位,其基本功能是维持一个恒定的电位,作为测量各种偏离电位的对照。参比电极包括硫酸亚汞电极、甘汞电极和银 - 氧化银电极等,最常用的是甘汞电极和银 - 氧化银电极。

二、指示电极

指示电极又称玻璃电极,其电极电位随被测离子浓度而变化,电位取决于周围溶液的 pH 活度。

三、电计部分

电计是一台高输入阻抗的直流 mV 计,在电阻极大的电路中测量出微小的电位差,然后将其转换为低内阻信号,再加以放大和显示 pH 值。在电路中设有温度补偿器、校准调节器(定位和斜率调节器)及 pH – mV 转换开关。

目前实验室基本上都是使用复合电极:将参比电极和玻璃电极两种电极制成一体,这样使用起来更加方便,简易了操作功能。其结构有球泡型,也有平头型。

球泡型复合电极结构示意图如图 5 – 2 所示。

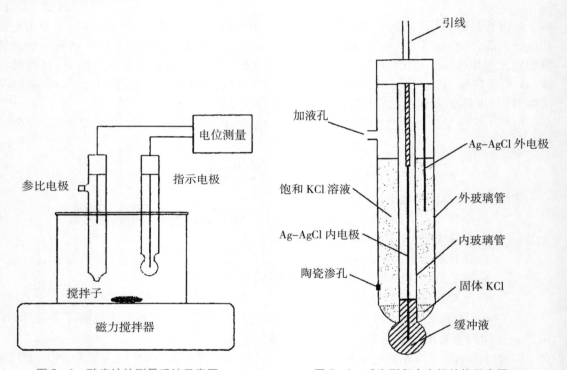

图 5 – 1 酸度计的测量系统示意图　　　　　图 5 – 2 球泡型复合电极结构示意图

参比电极和玻璃电极装在一个双层同心的玻璃管之中,内管是一个玻璃电极,外管是一个银 – 氧化银参比电极。参比电极是由饱和氯化钾溶液通过渗漏孔形成一个盐桥和待测溶液相连。

有的复合电极上还设有温度传感器,在测量 pH 时,还可同时监测溶液的温度。

第二节 使用方法与注意事项

pH 计因电极设计的不同而类型很多,其操作步骤各有不同,因而 pH 计的操作应严格按照其使用说明书正确进行。

　　pH 计用相对电位测量法来测量 pH 值,在测量待测液之前,要先用标准缓冲液进行定位,因而测得的 pH 值不仅与电极及电计有关,而且还与标准缓冲液有关。使用中若能够合理维护电极、按要求配制标准缓冲液和正确操作电计,可大大减小 pH 示值误差,从而提高化学实验、医学检验数据的可靠性。

一、正确使用与保养电极

　　目前实验室使用的电极都是复合电极,其优点是使用方便,不受氧化性或还原性物质的影响,且平衡速度较快。使用时,将电极加液口上所套的橡胶套和下端的橡皮套全取下,以保持电极内氯化钾溶液的液压差。

　　1. 短期内不用时,可充分浸泡在 3 mol 饱和 KCl 溶液中;但若长期不用,应将其干放,切忌用洗涤液或其他吸水性试剂浸洗。

　　2. 使用前,检查玻璃电极前端的球泡。正常情况下,电极应该透明而无裂纹;球泡内要充满溶液,不能有气泡存在。

　　3. 测量浓度较大的溶液时,尽量缩短测量时间,用后仔细清洗,防止被测液黏附在电极上而污染电极。

　　4. 清洗电极后,不要用滤纸擦拭玻璃膜,而应用滤纸吸干,避免损坏玻璃薄膜、防止交叉污染,影响测量精度。

　　5. 测量中注意电极的银——氯化银内参比电极应浸入到球泡内氯化物缓冲溶液中,避免电计显示部分出现数字乱跳现象。使用时,注意将电极轻轻甩几下。

　　6. 电极不能用于强酸、强碱或其他腐蚀性溶液。

　　7. 严禁在脱水性介质如无水乙醇、重铬酸钾等中使用。

二、标准缓冲液的配制及其保存

　　pH 国家标准物质分一级和二级两种,一般酸度计常用的是二级 pH 标准物质。

　　1. pH 标准物质应保存在干燥的地方。如混合磷酸盐标准物质等在空气湿度较大时就会发生潮解,一旦出现潮解,标准物质即不可使用。

　　2. 配制 pH 标准溶液应使用二次蒸馏水或者是去离子水。如果是用于 0.1 级 pH 计测量,则可以用普通蒸馏水。

　　3. 配制 pH 标准溶液应使用较小的烧杯来稀释,以减少沾在烧杯壁上的 pH 标准液。存放 pH 标准物质的塑料袋或其他容器,除了应倒干净以外,还应用蒸馏水多次冲洗,然后将其倒入配制的 pH 标准溶液中,以保证配制的 pH 标准溶液准确无误。

　　4. 配制好的标准缓冲溶液一般可保存 2～3 个月,如发现有浑浊、发霉或沉淀等现象时,不能继续使用。

　　5. 碱性标准溶液应装在聚乙烯瓶中密闭保存,防止二氧化碳进入标准溶液后形成碳酸,降低其 pH 值。

三、pH 计的正确校准

　　pH 计在开始测量待测液前,必须先用标准缓冲液对其进行校准;如果一天内连续测量样品,则只需在最开始时进行一次校准即可;如果连续开机一天以上时,每天至少校准一次。

在具体操作中,校准是 pH 计使用操作中的一个重要步骤,表 5 - 1 的数据是精度为 0.01 级、经过计量检定合格的 pH 计在未校准时与校准后的测量值,从中可以看出校准的重要性。

表 5 - 1　校准前后测量值比较

标准 pH	校准前误差(pH)	校准后误差(pH)
13.000	00.0600	00.0000
12.000	00.0450	00.0005
11.000	00.0500	00.0010
10.000	00.0300	00.0000
9.000	00.0200	- 00.0005
8.000	00.0100	00.0005
7.000	00.0015	00.0000
6.000	- 00.0100	- 00.0005
5.000	- 00.0105	00.0005
4.000	00.0150	00.0000
3.000	- 00.0300	00.0000
2.000	- 00.0200	- 00.0003
1.000	- 00.0350	- 00.0001

尽管 pH 计种类很多,但目前其校准方法均采用两点校准法,即选择两种标准缓冲液:第一种是 pH 7 标准缓冲液,第二种是 pH 9 标准缓冲液或 pH 4 标准缓冲液。先用 pH 7 标准缓冲液对电计进行定位,再根据待测溶液的酸碱性选择第二种标准缓冲液。如果待测溶液呈酸性,则选用 pH 4 标准缓冲液;如果待测溶液呈碱性,则选用 pH 9 标准缓冲液。若是手动(即旋钮式)调节的 pH 计,应在两种标准缓冲液之间反复操作几次,直至不需再调节其零点和定位(斜率)旋钮,pH 计即可准确显示两种标准缓冲液 pH 值,则校准过程结束。此后,在测量过程中零点和定位旋钮就不应再动。若是智能式 pH 计,则不需反复调节,因为其内部已贮存几种标准缓冲液的 pH 值可供选择,而且可以自动识别并自动校准。但使用时要注意标准缓冲液的选择及其配制的准确性。

针对手动(即旋钮式)调节的 pH 计,在校准时应特别注意标准缓冲溶液的温度,因为在不同的温度下,标准缓冲溶液的 pH 值是不一样的,如表 5 - 2 所示;在测量过程中也应特别注意待测溶液的温度,若与标准缓冲溶液的温度不一致时,调节电计面板上的温度补偿旋钮,使其与待测溶液的温度一致,即可开始测量。携带温度传感器的智能式 pH 计则只需在使用中将传感器随电极一起放入溶液中,即可进行校准及测量。

表 5 – 2　不同温度条件下,标准缓冲液的 pH 值

温度(℃)	pH 7	pH 4	pH 9
10	6.92	4.00	9.33
15	6.90	4.00	9.28
20	6.88	4.00	9.23
25	6.86	4.00	9.18
30	6.85	4.01	9.14
40	6.84	4.03	9.01
50	6.83	4.06	9.02

四、使用中注意事项

1. 如标准缓冲溶液贮存在冰箱的冷藏室,则须在校准前 2 小时取出,进行温度平衡,严禁将标准缓冲溶液放在炉子或暖气上烘烤。

2. pH 计应在通电预热后进行测量。

3. 特别注意保持输入端电极插头、插孔的干燥和清洁。不用时,应将随机附带的短接器插入电极插孔内,以防止灰尘及潮气侵入。

4. 自动校正过程中,不能对仪器进行数据滚动改变。

5. 如果出现仪器读数不易稳定的现象,应当适当延长读数的等待时间,但是一次读数的等待时间不宜超过 2 分钟。

6. 如遇到下列情况之一,仪器则需要重新标定:

(1)溶液温度与定标温度有较大的差异时。

(2)电极在空气中暴露过久,如半小时以上时。

(3)定位或斜率调节器被误动。

(4)测量过酸(pH < 2)或过碱(pH > 12)的溶液后。

(5)换过电极后。

(6)当所测溶液的 pH 值不在两点定标时所选溶液的中间,且距 pH 7 较远时。

第三节　日常维护与常见故障排除

一、pH 电极的维护和保养

(一)短期贮存

1. 电极每次使用结束后,用蒸馏水将电极彻底冲洗干净。若因温度低,导致电极填充液出现结晶,可将电极插入温热的电极储存液或 3 mol 饱和 KCl 溶液中浸泡溶解即可。

2. 若每天测量,可将电极浸泡于电极储存液或 3 mol 饱和 KCl 中保存。

（二）长期储存

若长时间不用,可在黑色的电极运输保护套中塞一小块海绵,再在海绵上滴几滴电极储存液或 3 mol 饱和 KCl 溶液,然后再轻轻地将电极头套上。平时要注意保证电极保护套内湿润,不让电极头干燥。而在重新使用之前,重新更换电极填充液后,再将电极浸泡于电极储存液或 3 mol 饱和 KCl 溶液 2 小时以上。

（三）电极清洗

根据样品溶液的性质和污染程度,定期对电极维护:①碱或酸样品:用 0.1 mol HCl 或 NaOH 溶液浸泡 15 分钟。②油脂类样品:用中性洗涤剂溶液冲洗电极头。③蛋白质类样品:用蛋白酶溶液浸泡 15 分钟。

注意:电极维护处理完毕后,视情况用冷或热的蒸馏水冲洗电极,再更换新的电极填充液后,浸泡于电极储存液或 3 mol 饱和 KCl 溶液 2 小时以上再使用。

二、电极的检查

1. 从外观上观察电极前端的球形泡是否洁净、透明,有无裂痕、爆裂现象,电极内要充满溶液,是否有气泡存在。

2. 电极在测量中所测得的 pH 示值出现问题时按以下步骤进行检查:

（1）检查零电位:设置 pH 计在"mV"测量档,将电极插入 pH = 6.86 的缓冲液中,仪器的读数应为 $-50 \sim 50$ mV。

（2）检查电极斜率:按 1 步骤完成后,再测 pH = 4.00 或 pH = 9.18 的缓冲液的 mV 值,计算电极的斜率,电极的相对斜率一般应符合相应技术指标（ >95% ）。

上述步骤中,需要注意以下几点:

①电极零电位值检查方法仅对等电位点为 7 的电极而言。若等电位点不为 7 时,则有所不同。

②个别 pH 计,电计调节能够达到要求时,上述检查结果超出范围不大时,电极仍可使用。

③部分智能 pH 计,可以直接查阅仪器标定结果得到的零电位和斜率值。

三、pH 计检修顺序

在 pH 计的故障现象不太明确时,按以下顺序逐步判断:

（一）先判断是电极部分故障还是电计部分故障

利用 pH 计既可测量 pH 值,又可以测量 mV 的特点将电极和电计部分的故障首先区分。方法是:当仪器出现故障后,可先将仪器置于 mV 档,调节仪器后面板上的"零点"调节电位器,如果能够调零,且显示正常,可以认为电计部分基本没有问题;否则,属于电计部分的故障。

（二）先检查直流供电电压,后检查信号通路

当电计部分出现故障时,应先检查仪器的直流供电电源。当确认直流供电电源正常（一般用 ±12 V 和 ±5 V）,并且已经加到了各元件上后,再检查信号通路。

（三）信号通路

1. 对于信号通路,应先检查前置放大器:仪器在 mV 档时,前置放大器的放大倍数是 1,利用这一特点,将仪器置于 mV 档,从输入端输入信号,从输出端测量信号值,若前置放大器正

常,二者应相等;反之,则是前置放大器问题。

2. 前置放大器正常没问题,则将其输出端接地,仪器应显示 ±0.001(0.01 及以下);否则,故障在数显部分。

第四节　计量校准

酸度计的级别是按其指示器(电计)的分度值(分辨率或最小显示值)表示的,例如:分度为 0.1pH 的仪器称为 0.1 级仪器;最小显示值为 0.001pH 的仪器称为 0.001 级仪器。酸度计被列入国家强制检定项目。

一、计量性能要求

pH 计在技术指标上主要从电计示值误差、电计输入电流、电计输入阻抗引起的示值误差、电计温度补偿器引起的示值误差、电计重复性及仪器示值总误差六个方面进行计量检定。不同级别的仪器,其计量性能要求也不同。各项具体计量性能指标要求如表 5 - 3。

表 5 - 3　计量性能要求

计量性能			仪器级别				
			0.2 级	0.1 级	0.02 级	0.01 级	0.001 级
分度值或最小显示值(pH)			0.2	0.1	0.02	0.01	0.001
电计的检定	电计示值误差	pH(pH)	±0.1	±0.05	±0.01	±0.01	±0.002
		E/mV	±2% FS	±1% FS	±0.1% FS	±0.1% FS	±0.03% FS
	输入电流/A		1×10^{-11}	1×10^{-11}	1×10^{-12}	1×10^{-12}	1×10^{-12}
	输入阻抗引起的示值误差(pH)		±0.06	±0.03	±0.01	±0.01	±0.001
	近似等效输入阻抗/Ω		3×10^{11}	3×10^{11}	1×10^{12}	1×10^{12}	3×10^{12}
	温度补偿器误差(pH)		±0.1	±0.05	±0.01	±0.01	±0.001
	电计示值重复性(pH)		0.1	0.05	0.01	0.01	0.001
	温度探头测温误差/℃		±1.0	±0.5	±0.5	±0.5	±0.4
配套检定	仪器示值误差(pH)		±0.2	±0.1	±0.02	±0.02	±0.01
	仪器示值重复性(pH)		0.1	0.05	0.01	0.01	0.005

数字显示仪器的最大允许误差,为表中给定 pH 值 ±最小显示值

二、通用技术要求

(一)外观

1. 仪器外表应光洁平整,色泽均匀;仪器各功能键应能正常工作,各紧固件无松动、显示应清晰完整。

2. 仪器铭牌应标明其制造厂商、商标、名称、型号、规格、出厂编号以及出厂日期,铭牌应可清晰明辨。

(二)玻璃电极

玻璃电极应无裂纹、爆裂现象,电极插头应清洁、干燥。

(三)参比电极

参比电极内应充满溶液,液接界无吸附杂质,电解质溶液能正常渗漏(可用滤纸拭之或在一定时间内于盐桥口析出晶体)。

复合电极的要求同玻璃电极及参比电极。

三、计量器具控制

计量器具控制包括首次检定、后续检定和使用中检验。

1. pH 标准溶液(pH 4、pH 7 及 pH 9)应使用经国家计量行政主管部门批准的有证标准物质。标准溶液的配制方法和 pH 值见相应的标准物质证书。0.001 级仪器,应使用一级 pH 标准物质,其他级别的仪器可使用二级标准物质。

2. pH(酸度)计检定仪的准确度应高于被检电计测量准确度的 3~5 倍。0.001 级的仪器应使用 0.0006 级的检定仪,其他级别的仪器可使用 0.003 级的检定仪。

3. 在检定过程中,应使用高绝缘输出接头、屏蔽导线等。

4. 检定 0.1 级及 0.1 级以下的仪器,取高阻器 R 阻值为 300 MΩ;检定 0.1 级以上的仪器,取高阻器 R 阻值为 1000 MΩ。

四、检定项目

按照检定规程中规定的各种检定项目列于表 5 - 4。

表 5 - 4　检定项目一览表

检定项目	首次检定	后续检定	使用中检验
外观检查	+	+	+
电极检查	+	+	+
电计示值误差	+	+	-
电计输入电流	+	+	-
电计输入阻抗	+	+	-
温度补偿器	+	+	-
电计示值重复性	+	+	-

检定项目	首次检定	后续检定	使用中检验
仪器示值误差	+	+	+
仪器示值重复性	+	+	+

凡需检的项目用"+"表示,不需检的项目用"-"表示

五、检定结果的处理

1. 检定合格的仪器,发给检定证书。检定证书上应给出各项检定结果和仪器级别。新生产的仪器必须全面符合表 5-3 规定方为合格仪器。

2. 使用中的和修理后的仪器,当电计检定符合本规程规定时,为电计合格;若使用该仪器原带电极进行配套检定超出本规程规定时,检定单位可以选用别的合格的电极重新进行配套检定。更换电极后配套检定合格的仪器仍为合格仪器,发给检定证书,但应将该仪器原带电极配套检定结果通知送检单位。

3. 仪器可以根据用户的要求,选择检定 pH 档或 mV 档,也可以两档均检定,并在检定证书中注明。

4. 根据检定结果判为不合格的仪器,允许降级使用。降到下一级时,必须符合该级别仪器的各项要求;不符合要求的仪器,发给检定结果通知书,并注明不合格项目。

六、检定周期

酸度计检定周期一般不超过 1 年。

第六章
液相色谱仪

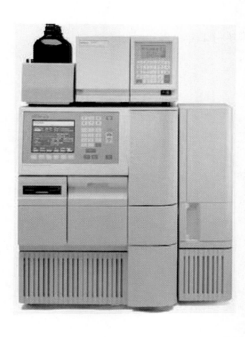

第一节 结构原理简介

一、色谱法(色谱理论)

色谱分析方法简称色谱法或层析法(chromatography),是一种物理或物理化学分离分析方法。从 21 世纪初起,特别是在近 50 年中,由于气相色谱法、高效液相色谱法及薄层色谱法扫描法的飞速发展,而形成一门专门的科学——色谱学。色谱法已广泛用于各个领域,成为多组分混合物的最重要分析方法,在各学科中起着重要作用。

色谱法简单分类如图 6-1 所示。

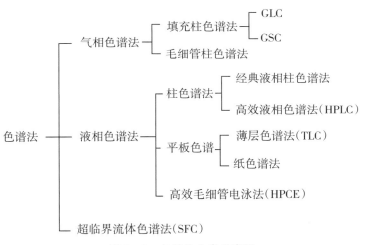

图 6-1　色谱法分类示意图

色谱法的分离原理主要是利用物质在流动相与固定相之间的分配系数差异而实现分离。混合物中,若两个组分的分配系数(distribution coefficient)不等,则被流动相携带移动的速度不等——差速迁移,而被分离。分离过程如图 6-2 所示。把含有 A、B 两组分的样品加到色谱柱的顶端,A、B 均被吸附在固定相上。然后用适当的流动相冲洗,当流动相流过时,已被吸附在固定相上的两种组分又溶解于流动相中而被解吸,并随着流动相向前移行,已解吸的组分遇到新的吸附剂颗粒,又再次被吸附,如此,在吸附柱上不断地发生吸附、解吸、再吸附、再解吸……的过程。若两种组分的理化性质存在着微小的差异,则在吸附剂表面的吸附能力也存在着微小的差异,经过反复多次的重复,使微小的差异积累起来就变成了大的差异,其结果就使吸附能力弱的 B 先从色谱柱中流出,吸附能力强的 A 后流出色谱柱,从而使各组分得到分离。

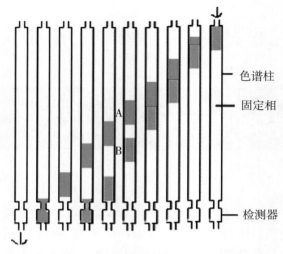

图 6-2　色谱法的分离过程示意图

二、液相色谱仪的结构

实验室液相色谱仪是由输液系统、进样器、色谱柱、检测器和数据记录处理装置等几部分组成的分析仪器。图 6-3 是典型的液相色谱仪组成方框图。它利用样品中各组分在色谱柱中固定相和流动相间分配系数或吸附系数的差异,将各组分分离后进行检测,并根据各组分的保留时间和响应值进行定性、定量分析。

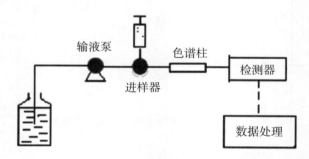

图 6-3　液相色谱仪组成方框图

第二节 使用方法与注意事项

一、电源的准备

液相色谱仪的使用必须要有一套持续稳定的供电系统。使用前,先打开稳压器电源,待电压稳定至 220 V 后,才能开启其他有关设备。

二、流动相的准备

液相色谱仪使用前,需选择与待测样品相适应的流动相,并对其进行一定的处理。

在化学键合相色谱法中,溶剂的洗脱能力直接与它的极性相关。在正相色谱中,溶剂的强度随极性的增强而增加;在反相色谱中,溶剂的强度随极性的增强而减弱。

正相色谱的流动相通常采用烷烃加适量极性调整剂。反相色谱的流动相通常以水作基础溶剂,再加入一定量的能与水互溶的极性调整剂,如甲醇、乙腈、四氢呋喃等。极性调整剂的性质及其所占比例对溶质的保留值和分离选择性有显著影响。一般情况下,甲醇 – 水系统已能满足多数样品的分离要求,且流动相黏度小、价格低,是反相色谱最常用的流动相。但也有人认为乙腈 – 水系统更适合初始实验,因为与甲醇相比,乙腈的溶剂强度较高且黏度较小,并可满足在紫外 $185 \sim 205$ nm 处检测的要求。因此,综合来看,乙腈 – 水系统要优于甲醇 – 水系统。

注意事项:

1. 流动相必须经过过滤。为了防止杂质和颗粒进入流路,需要用 0.45 μm(或 0.22 μm)的过滤器对流动相进行过滤,否则会导致流路污染,使仪器不能正常工作。

2. 流动相必须恢复到室温后使用。流动相温度与室温有差异时,容易产生气泡,导致仪器基线很难稳定,特别是易发生漂移,因此流动相要恢复到室温后再使用。

3. 流动相务必进行脱气,否则容易在系统内产生气泡,影响泵的工作;气泡还会影响柱的分离效率,影响检测器的灵敏度、基线稳定性,甚至使仪器无法检测;此外,溶解在流动相中的氧还可能与样品、流动相甚至固定相(如烷基胺)反应;溶解气体还会引起溶剂 pH 值的变化,给分离或分析结果带来误差。

常用的脱气方法有:加热煮沸、抽真空、超声和吹氦脱气等。超声脱气属于较常用的离线脱气方法,$10 \sim 20$ 分钟的超声处理对许多有机溶剂或有机溶剂/水混合液的脱气是足够了(一般 500 ml 溶液需超声 $20 \sim 30$ 分钟方可),此法不影响溶剂组成。超声时应注意避免溶剂瓶与超声槽底部或壁接触,以免玻璃瓶破裂,容器内液面不要高出水面太多。

需注意的是,离线脱气法不能维持溶剂的脱气状态,停止脱气后,气体立即开始回到溶剂中,在 $1 \sim 4$ 小时内,溶剂又将被环境气体所饱和。

4. 检查溶剂瓶内吸滤器是否堵塞。溶剂的质量或微生物的生长会堵塞吸滤器,从而影响液相色谱系统的正常运行。防止吸滤器堵塞的有效方法:①若需使用含盐的流动相,使用前务必过滤;②流动相若为蒸馏水或含盐的缓冲液,建议现用现配;③尽量避免溶剂瓶在阳光下暴晒。吸滤器堵塞后的处理方法:①取下吸滤器滤头放在(1:4,V/V)硝酸溶液烧杯中超声清洗 15 分钟;②取出后用蒸馏水超声清洗 10 分钟;③用吸耳球吹出过滤头中的液体,再换蒸馏水超声清洗 10 分钟。

三、色谱柱的准备

液相色谱仪在使用前需选择与待测样品相适应的色谱柱,通常大多数的样品的检测可以选择 C18 色谱柱。色谱柱的正确使用和维护十分重要,稍有不慎就会降低柱效、缩短使用寿命甚至损坏。

色谱柱使用注意事项:

1. 避免压力和温度的急剧变化及任何机械震动。温度的突然变化或者使色谱柱从高处掉下都会影响柱内的填充状况;柱压的突然升高或降低也会冲动柱内填料,因此在调节流速时应该缓慢进行。

2. 应逐渐改变溶剂的组成,特别是反相色谱中,不应直接从有机溶剂改变为全部是水,反之亦然。

3. 一般说来色谱柱不能反冲,只有生产厂家指明该柱可以反冲时,才可以反冲除去留在柱头上的杂质。否则反冲会迅速降低柱效。

4. 选择使用适宜的流动相(尤其是 pH),以避免固定相被破坏。有时可以在进样器前面连接预柱,分析柱是键合硅胶时,预柱为硅胶,可使流动相在进入分析柱之前预先被硅胶"饱和",避免分析柱中的硅胶基质被溶解。

5. 避免将基质复杂的样品尤其是生物样品直接注入柱内,需要对样品进行预处理或者在进样器和色谱柱之间连接保护柱。保护柱一般是填有相似固定相的短柱。保护柱可以而且应该经常更换。

6. 经常用强溶剂冲洗色谱柱,清除保留在柱内的杂质。在进行清洗时,对输液系统中流动相的置换应以相混溶的溶剂逐渐过渡,每种流动相的体积应是柱体积的 20 倍左右。

下面列举一些色谱柱的清洗溶剂及顺序,作为参考:硅胶柱以正己烷(或庚烷)、二氯甲烷和甲醇依次冲洗,然后再以相反顺序依次冲洗,所有溶剂都必须严格脱水。甲醇能洗去残留的强极性杂质,己烷使硅胶表面重新活化。反相柱以水、甲醇、乙腈、一氯甲烷(或氯仿)依次冲洗,再以相反顺序依次冲洗。如果下一步分析用的流动相不含缓冲液,那么可以省略最后用水冲洗这一步。一氯甲烷能洗去残留的非极性杂质,在甲醇(乙腈)冲洗时重复注射 $100 \sim 200 ~\mu l$ 四氢呋喃数次有助于除去强疏水性杂质;四氢呋喃与乙腈或甲醇的混合溶液能除去类脂;有时也注射二甲亚砜数次。此外,用乙腈、丙酮和三氟醋酸(0.1%)梯度洗脱能除去蛋白质污染。

阳离子交换柱可用稀酸缓冲液冲洗,阴离子交换柱可用稀碱缓冲液冲洗,除去交换性能强的盐,然后用水、甲醇、二氯甲烷(除去吸附在固定相表面的有机物)、甲醇、水依次冲洗。

7. 保存色谱柱时应将柱内充满乙腈或甲醇,柱接头要拧紧,防止溶剂挥发干燥。绝对禁止将缓冲溶液留在柱内静置过夜或更长时间。

8. 色谱柱使用过程中,如果压力升高,一种可能是烧结滤片被堵塞,这时应更换滤片或将其取出进行清洗;另一种可能是大分子进入柱内,使柱头被污染;如果柱效降低或色谱峰变形,则可能柱头出现塌陷,死体积增大。

在后两种情况发生时,小心拧开柱接头,将柱头填料取出 $1 \sim 2 ~mm$ 高度(注意把被污染填料取净),再把柱内填料整平。然后用适当溶剂湿润的固定相(与柱内相同)填满色谱柱,压平,再拧紧柱接头。这样处理后柱效能得到改善,但是很难恢复到新柱的水平。

柱子失效通常是柱端部分,在分析柱前装一根与分析柱相同固定相的短柱(5 ~ 30 mm),可以起到保护、延长柱寿命的作用。

通常色谱柱寿命在正确使用时可达 2 年以上。以硅胶为基质的填料,只能在 pH 2 ~ 9 范围使用。柱子使用一段时间后,可能有一些吸附作用强的物质保留于柱顶,特别是一些有色物质更易看清被吸着在柱顶的填料上。新的色谱柱在使用一段时间后柱顶填料可能塌陷,使柱效下降,这时也可补加填料使柱效恢复。

每次工作完后,最好用洗脱能力强的洗脱液冲洗,例如 ODS 柱宜用甲醇冲洗至基线平衡。

当采用盐缓冲溶液作流动相时,使用完后应用无盐流动相冲洗。含卤族元素(氟、氯、溴)的化合物可能会腐蚀不锈钢管道,不宜长期与之接触。装在 HPLC 仪上的柱子如不经常使用,应每隔 4~5 天开机冲洗 15 分钟。

四、整机系统的使用和注意事项

(一)输液系统的使用

对于长期未使用的仪器应该首先对管路进行排气。打开排气阀,根据仪器的使用说明书对仪器进行排气操作,有的是使用 PURGE 功能(例如 WATERS 系列),有的直接对仪器设置较高流速,进行排气(例如 AGILENT 系列)。排气操作的目的在于排出管路中的气体,排气一段时间后,可观察流出管路中是否有气泡存在,如没有,则关闭 PURGE 功能,或降低流速,再关闭排气阀。

柱在线时,增加流速应以 0.1 ml/min 的增量逐步进行,一般不超过 1 ml/min,反之亦然。否则会使柱床下塌、叉峰。柱不在线时,要加快流速也需以每次 0.5 ml/min 的速率递增上去(或下来),勿急升(降),以免泵损坏。

(二)六通阀的使用

1. 样品溶液进样前必须用 0.45 μm 滤膜过滤,以减少微粒对进样阀的磨损。

2. 转动阀芯时不能太慢,更不能停留在中间位置,否则流动相受阻,使泵内压力剧增,甚至超过泵的最大压力,再转到进样位时,过高的压力将使柱头损坏。

3. 为防止缓冲盐和样品残留在进样阀中,每次分析结束后应冲洗进样阀。通常可用水冲洗,或先用能溶解样品的溶剂冲洗,再用水冲洗。

(三)自动进样器的使用

1. 确认清洗液

自动进样器的清洗液,请使用与流动相相同的液体。但是含盐分时必须把盐分清除。另外,清洗液在 6 通阀内与流动相接通,这时须注意盐分不要析出(盐的析出是造成堵塞的原因)。

2. 清洗液脱气

自动进样器的清洗液,在连续运转时会产生气泡导致误差,必须使用脱气装置进行脱气。

(四)进样前的检查工作

1. 检查系统是否漏液。确认在分析条件下装置启动后,液体流过的部分全部不漏液,如有漏液,要把漏液处系紧或更换零件。

2. 检查泵压力。输液泵的压力必需稳定,才能取得良好的分析结果。使用不同流动相时,系统压力有所不同,但变动的幅度大致在 0.5 MPa 范围内。

3. 基线噪声和基线漂移的检查。在检查基线噪声和基线漂移时,最好选择没有进样时的空白运行基线。

(五)样品测定

1. 流动相比例调整

由于我国药品标准中没有规定柱的长度及填料的粒度,因此每次新开检新品种时几乎都须调整流动相,所以第一次检验时请少配流动相,以免浪费。

2. 样品配制

样品配制时所需的塑料容器常含有高沸点的增塑剂,可能释放到样品液中造成污染,而且还会吸留某些药物,引起分析误差。某些药物特别是碱性药物会被玻璃容器表面吸附,影响样品中药物的定量回收,因此必要时应将玻璃容器进行硅烷化处理。

3. 记录时间

第一次测定时,应先将空白溶剂、对照品溶液及供试品溶液各进一针,并尽量收集较长时间的图谱(如 30 分钟以上),以便确定样品中被分析组分峰的位置、分离度、理论板数及是否还有杂质峰在较长时间内才洗脱出来,确定是否会影响主峰的测定。

4. 进样量

药品标准中常标明注入 10 μl,而目前多数 HPLC 系统采用定量环(10 μl、20 μl和 50 μl),因此应注意进样量是否一致(可改变样液浓度)。

5. 计算

由于有些对照品标示含量的方式与样品标示量不同,有些是复合盐、有些含水量不同、有些是盐基不同或有些是采用有效部位标示,检验时请注意。

(六)方法研究

1. 波长选择

首先在可见紫外分光光度计上测量样品液的吸收光谱,以选择合适的测量波长(如最灵敏的测量波长),并避开其他物质的干扰。从紫外光谱中还可近似知道在 HPLC 中的响应值,如吸收度小于 0.5 A 时,HPLC 测定的面积将会很小。

2. 流动相选择

尽量采用不是弱电解质的甲醇 – 水流动相。

五、分析结束后的工作

(一)色谱柱的清洗

在一段时间内不进行分析时,建议清洗柱子,并从装置上卸下,种类不同的柱子,清洗的方法也不同,必须按柱的使用说明书确认。存放时,柱内应充满溶剂(甲醇或乙腈),两端要封死,柱子要轻拿轻放。

(二)装置的清洗

使用缓冲液时,分析完了后必须用水洗净。一段时间内不使用时,柱清洗后将柱卸下,与柱连接的出入管道,用联接器进行短路连接,清洗流路。为防止流路内部发霉或产生细菌,建议用异丙醇、甲醇等清洗流路后进行封存。洗净后进液过滤器和检测器出口管道浸泡在装有清洗液的容器中,以防干燥。

(三)注意事项

1. 安装柱时,请注意流向,接口处不要留有空隙。

2. 样品液请注意滤过(注射液可不需滤过)后进样,注意样品溶剂的挥发性。

3. 测定完毕请用水冲柱 1 小时,甲醇 30 分钟。如果第二天仍使用,可用水以低流速(0.1~0.3 ml/min)冲洗过夜(注意水要够量),不须冲洗甲醇。另外需要特别注意的是:对于含碳量高、封尾充分的柱,应先用含 5%~10% 甲醇的水冲洗,再用甲醇冲洗。

4. 冲水的同时请用水充分冲洗柱头(如有自动清洗装置系统,则应更换水)。

5. 更换流动相时应注意以下事项：

（1）更换有互溶性的流动相：a. 将吸滤器部分放入准备更换流动相的烧杯中边振动清洗，更换烧杯中的流动相直至清洗干净；b. 打开排液阀，按清洗键清洗泵中的流动相；c. 将吸滤器部分再放入流动相瓶内，关闭排液阀，在较短时间内清洗流路；d. 最后连接柱和检测器，清洗整个分析流路。

（2）更换无互溶性的流动相：准备与新旧流动相具有互溶性的中间清洗液，首先换成中间清洗液，然后再把中间清洗液换成新的流动相，每次更换都要遵循（1）中所述的 a～d 的顺序。

（3）更换缓冲液的流动相：在新旧流动相的任一方或双方使用缓冲液时，准备蒸馏水做中间清洗液，首先用蒸馏水置换整个流路，然后更换成新的流动相，这是防止缓冲液中的盐析出。

第三节　日常维护与常见故障排除

一、液相色谱仪的日常维护

HPLC 的日常操作环境条件：温度 10～30℃；相对湿度 20%～85%；最好是恒温、恒湿，远离高电干扰、高振动设备。

（一）泵的日常维护

1. 使用流动相尽量要清洁。

2. 进液处的沙芯过滤头要经常清洗。

3. 流动相交换时要防止沉淀。

4. 避免泵内堵塞或有气泡。

（二）进样器的日常维护

每次分析结束后，要反复冲洗进样口，防止样品的交叉污染。

（三）柱的日常维护

柱子在任何情况下不能碰撞、弯曲或强烈震动；当柱子和色谱仪联结时，阀件或管路一定要清洗干净；要注意流动相的脱气；避免使用高黏度的溶剂作为流动相；进样样品要提纯；严格控制进样量；每天分析工作结束后，要清洗进样阀中残留的样品，要用适当的溶剂来清洗柱；若分析柱长期不使用，应用适当有机溶剂保存并封闭。

（四）检测器的日常维护

样品分析时，基线稳定后，打开检测器；在分析完成后，马上关闭检测器。

二、常见故障及排除方法

（一）高效液相色谱仪的几个使用问题

1. 色谱柱中的流动相会排干吗？

不少做色谱分离试验的人遇到过这样的情形：不慎未及时补充流动相，泵将溶剂瓶中的流动相吸干了,HPLC 系统由此而停止工作了。如此情况是否会损坏色谱柱? 泵是否已将色谱柱中所有流动相都排干了? 色谱柱还能使用吗? 事实上,如果泵将溶剂瓶中的流动相吸干,并不会造成色谱柱的损坏。即使泵中充满了空气,泵也不会将空气排入色谱柱。因为泵只能输送液体,而不能输送空气。相比之下,另一个更可能发生的情况是忘记盖上色谱柱两端的密封盖或盖子太松而使色谱柱变干。同样,整个色谱柱干涸的情况不太容易发生,多半可能只是色谱柱两端的几个毫米变干了,因为,挥发掉所有溶剂使色谱柱变干需要相当长的时间。即使色谱柱真的变干了,也不一定就不可救药了。可以尝试用一种完全脱气的、表面张力低的溶剂(如经氦气脱气的甲醇)冲洗色谱柱以除去气体。较低的表面张力有助于浸润填料表面,已脱气的溶剂应该能够溶解并去除滞留在填料中的气体。色谱柱大约需要(以 1 ml/min 的流速)冲 1 小时或更多的时间被彻底浸润,恢复到正常状态。

2. 使用 PEEK(polyetheretherketone)管路和接头需要注意什么问题?

如果经常需要改变流路或更换不同品牌的色谱柱,使用 PEEK 材料制成的管路和接头会非常方便。PEEK 管路容易连接,PEEK 接头不仅无需工具,手拧即可固定,而且容易调节锥箍之外的管路长度,便于与不同品牌或规格的色谱柱相连接。

使用此类材料的管路需要注意的是,PEEK 对卤代烷烃和四氢呋喃的兼容性不好:虽然未观察到上述溶剂溶解 PEEK 材料的明显迹象,但 PEEK 遇到上述溶剂会变脆;另一个需要考虑的因素是压力限:不锈钢管可耐受 6000 psi 的压力,但 PEEK 管只能耐受近 4000 psi(多数 HPLC 应用系统压力不会超过 3000 psi);使用 PEEK 接头时则无需担心接头耐溶剂性能,因为接头几乎或很少与溶剂直接接触;但手拧固定的 PEEK 接头压力限低于不锈钢管,因而压力太高时,可能会使接头在管路上滑动而产生死体积或漏液。

3. 如何预防液相泵的故障?

要保持泵的良好操作性能,必须维护系统的清洁,保证溶剂和试剂的质量,对流动相进行过滤和脱气。下面列出预防泵故障的几项措施:

(1)用高质量试剂和级溶剂;

(2)过滤流动相和溶剂;

(3)脱气;

(4)每天开始使用时放空排气,工作结束后从泵中洗去缓冲液;

(5)不让水或腐蚀性溶剂滞留在泵中;

(6)定期更换垫圈;

(7)需要时加润滑油;

(8)查阅有关泵操作手册中的其他建议。

秘诀 1,由强到弱:一般先用 90% 的乙腈(或甲醇)/水(或缓冲溶液)进行试验,这样可以很快地得到分离结果,然后根据出峰情况调整有机溶剂(乙腈或甲醇)的比例。

秘诀 2,三倍规则:每减少 10% 的有机溶剂(甲醇或乙腈)的量,保留因子约增加三倍,此为三倍规则。调整的过程中,注意观察各个峰的分离情况。

秘诀 3,粗调转微调:当分离达到一定程度,应将有机溶剂 10% 的改变量调整为 5%,并据此规则逐渐降低调整率,直至各组分的分离情况不再改变。

（二）HPLC 的故障及处理

1. 保留时间变化

序号	可能原因	处理
1	柱温变化	柱恒温
2	等度与梯度间未能充分平衡	至少用 10 倍柱体积的流动相平衡柱
3	缓冲液容量不够	用 25 mmol/L 的缓冲液
4	柱污染	每天冲洗柱
5	柱内条件变化	稳定进样条件,调节流动相
6	柱快达到寿命	采用保护柱

2. 保留时间缩短

序号	可能原因	处理
1	流速增加	检查泵,重新设定流速
2	样品超载	降低样品量
3	键合相流失	流动相 pH 值保持在 3~7.5,检查柱的方向
4	流动相组成变化	防止流动相蒸发或沉淀
5	温度增加	柱恒温

3. 保留时间延长

序号	可能原因	处理
1	流速下降	管路泄漏,更换泵密封圈,排除泵内气泡
2	键合相流失	流动相 pH 值保持在 3~7.5,检查柱的方向
3	流动相组成变化	防止流动相蒸发或沉淀
4	温度降低	柱恒温

4. 出现肩峰或分叉

序号	可能原因	处理
1	样品体积过大	用流动相配样,总的样品体积小于第一峰的 15%
2	样品溶剂过强	采用较弱的样品溶剂
3	柱塌陷或形成短路通道	更换色谱柱,采用较弱腐蚀性条件
4	柱内烧结不锈钢失效	更换烧结不锈钢,加在线过滤器,过滤样品
5	进样器损坏	更换进样器转子

5. 出现鬼峰

序号	可能原因	处理
1	进样阀残余峰	每次用后用强溶剂清洗阀,改进阀和样品的清洗
2	样品中未知物	处理样品
3	柱未平衡	重新平衡柱,用流动相作样品溶剂
4	三氟乙酸(TFA)氧化(肽谱)	每天新配,用抗氧化剂
5	水污染(反相)	通过变化平衡时间检查水质量,用 HPLC 级的水

6. 基线噪声

序号	可能原因	处理
1	气泡(尖锐峰)	流动相脱气
2	污染(随机噪声)	清洗柱,净化样品,用 HPLC 级试剂
3	检测器灯(连续噪声)	更换氘灯
4	电干扰(偶然噪声)	采用稳压电源,检查干扰的来源(如水浴等)
5	检测器中有气泡	流动相脱气

7. 峰拖尾

序号	可能原因	处理
1	柱超载	降低样品量,增加柱直径采用较高容量的固定相
2	峰干扰	清洁样品,调整流动相
3	硅羟基作用	加三乙胺,用碱致钝化柱增加缓冲液或盐的浓度降低流动相 pH 值,钝化样品
4	柱塌陷或形成短路通道	更换色谱柱,采用较弱腐蚀性条件
5	柱内烧结不锈钢失效	更换烧结不锈钢,加在线过滤器,过滤样品
6	柱效下降	用较低腐蚀条件,更换柱,采用保护柱

8. 峰展宽

序号	可能原因	处理
1	进样体积过大	用流动相配样,总的样品体积小于第一峰的 15%
2	在进样阀中造成峰扩展	进样前后排出气泡以降低扩散

序号	可能原因	处理
3	数据系统采样速率太慢	设定速率应是每峰大于 10 点
4	流动相黏度过高	增加柱温,采用低黏度流动相
5	检测池体积过大	用小体积池,卸下热交换器
6	保留时间过长	等度洗脱时增加溶剂含量也可用梯度洗脱
7	样品过载	减小进样量

9. 漏液

通常可以通过拧紧或更换管路接头来解决漏液的问题。但值得注意的是,过分拧紧会导致金属接头的漏液和塑料接头的磨损;如果通过稍微拧紧接头不能解决漏液的问题,就必须将接头取下,检查是否损坏(例如,卡套损坏、密封表面有杂质),损坏的接头应及时更换。

（1）接头处漏液

序号	可能原因	处理
1	接头松动	拧紧
2	接头磨损	更换
3	接头过紧	a. 拧松,再重新拧紧;b. 更换
4	接头被污染	a. 拆下清洗;b. 更换
5	部件不匹配	使用同一品牌的配件

（2）泵漏液

序号	可能原因	处理
1	单向阀松动	a. 拧紧单向阀(不必拧得过紧);b. 更换单向阀
2	接头松动	拧紧接头(不必拧得过紧)
3	混合器密封损坏	a. 更换混合器密封件;b. 更换混合器
4	泵密封损坏	维修或更换泵密封件
5	压力传感器损坏	维修或更换压力传感器
6	脉冲阻尼器损坏	更换脉冲阻尼器
7	比例阀损坏	a. 检查隔膜,如果漏液立即更换;b. 检查手紧接头,损坏的立即更换
8	放空阀的损坏	a. 拧紧放空阀;b. 更换放空阀

（3）进样阀漏液

序号	可能原因	处理
1	转子密封损坏	重新安装或更换进样阀
2	定量环阻塞	更换定量环
3	进样口密封松动	调整
4	进样针头尺寸不合适	使用恰当的进样针
5	废液管中产生虹吸	保持废液管高于废液液面
6	废液管阻塞	更换或疏通废液管

（4）色谱柱漏液

序号	可能原因	处理
1	尾端接头松动	拧紧接头
2	卡套内有填料	拆下、清洗卡套，重新安装
3	筛板厚度不合适	使用合适的筛板

（5）检测器漏液

序号	可能原因	处理
1	流通池垫片损坏	a. 避免过大的背景压力（压力降）；b. 更换垫片
2	流通池窗破碎	更换窗口
3	手紧接头漏液	拧紧或更换
4	废液管阻塞	更换废液管
5	流通池阻塞	重新安装或更换

10. 压力异常

操作压力的变化往往是故障的征兆。从下表中找出所观察到的现象，并在右侧的列表中参考相应的解决方法。

（1）没有压力显示，没有流动相流动

序号	可能原因	处理
1	电源问题	接通电源，开机
2	保险丝被烧坏	更换保险丝
3	控制器设定不正确或设定失败	a. 采取恰当的设定；b. 修理或更换控制器

序号	可能原因	处理
4	柱塞杆折断	更换柱塞杆
5	泵头内有空气	溶剂脱气、启动泵抽出空气
6	流动相不足	a. 补充流动相；b. 更换入口滤头
7	单向阀损坏	更换单向阀
8	漏液	拧紧或更换接头等

（2）流动相流动正常，但没有压力显示

序号	可能原因	处理
1	仪表损坏	更换仪表
2	压力传感器损坏	更换压力传感器

（3）压力持续偏高

序号	可能原因	处理
1	流速设定过高	调整流速设定
2	柱前筛板堵塞	a. 在允许情况下反冲色谱柱；b. 更换筛板；c. 更换色谱柱
3	流动相使用不当或缓冲盐的结晶沉淀	a. 使用恰当的流动相；b. 冲洗色谱柱
4	色谱柱选择不当	选择恰当的色谱柱
5	进样阀损坏	清洗或更换进样阀
6	柱温过低	提高温度
7	控制器失常	修理或更换控制器
8	保护柱阻塞	清洗或更换保护柱
9	在线过滤器阻塞	清洗或更换在线过滤器

（4）压力持续偏低

序号	可能原因	处理
1	流速设定过低	调整流速
2	系统漏液	确定漏液位置并维修
3	色谱柱选择不当	选择恰当的色谱柱
4	柱温过高	降低温度
5	控制器失常	维修或更换控制器

（5）压力波动

序号	可能原因	处理
1	泵中有气体	a. 溶剂脱气；b. 从泵中除去气体
2	单向阀损坏	更换单向阀
3	泵密封损坏	更换泵密封
4	脱气不充分	a. 溶剂脱气；b. 改变脱气方法（使用在线脱气法等）
5	系统漏液	确定漏液位置并维修
6	由于流动相黏度的变化引起的压力波动	使用梯度洗脱

第四节　计量校准

一、适用范围

适用于配有紫外－可见光检测器、二极管阵列检测器、荧光检测器和示差折光率检测器的液相色谱仪的使用中检定。

二、检定项目和检定方法

（一）检定项目

流量设定值误差 S_s、流量稳定性误差 S_r、基线噪声、基线漂移、最小检测浓度、定性测量重复性及定量测量重复性。

（二）检定方法

1. 通用技术要求的检查

仪器上应有仪器的名称、型号、制造厂名、产品系列号、出厂日期等内容的标牌，国产仪器应有制造计量器具许可证标志。仪器电源线、信号线等插接紧密，各开关、旋钮、按键等功能正常，指示灯灵敏，显示器清晰。

2. 流量设定值误差 S_s、流量稳定性误差 S_r 的检定

按表 6-1 的要求设定流量，启动仪器，压力稳定后，在流动相出口处用事先清洗称重过的容量瓶收集流动相，同时用秒表计时，收集表 6-1 规定时间流出的流动相，在分析天平上称重，按检定规程中的公式计算 S_s 和 S_r。

表 6 - 1　流量设定值误差 S_s 和流量稳定性误差 S_r 的要求

流量设定值(ml/min)		0.5	1.0	2.0
测量次数		3	3	3
流动相收集时间(min)		10	5	5
允许误差	S_s	5%	3%	2%
	S_r	3%	2%	2%

1. 最大流量的设定值可根据用户使用情况而定;

2. 对特殊的、流量小的仪器,流量的设定可根据用户使用情况选大、中、小三个流量,流动相的收集时间则根据情况适当缩短或延长。

3. 检测器的检定(以紫外 - 可见光检测器和二极管阵列为例)

(1)基线噪声和基线漂移的检定:选用 C_{18} 色谱柱,以 100% 甲醇为流动相,流量为 1.0 ml/min,紫外检测器的波长选在 254 nm,检测灵敏度调到最灵敏档,记录纸速调至 5 ~ 10 mm/min。开机预热,待仪器稳定后记录基线 30 分钟,由检测器的衰减倍数和测得的基线峰 - 峰高对应的记录仪标度,计算基线噪声,用检测器自身的物理量(AU)作单位表示。基线漂移用 1 小时内基线偏离原点的值(AU/h)表示。

基线噪声:不超过 5×10^{-4} AU。

基线漂移:不超过 5×10^{-3} AU/30 min。

(2)最小检测浓度的检定:在基线检测的色谱条件下,用微量注射器从进样口注入 10 ~ 20 μl 1.00×10^{-7} g/ml 的萘 - 甲醇溶液,记录色谱图,由色谱峰高和基线噪声峰 - 峰高,计算最小检测浓度 c_L。

最小检测浓度:不超过 5×10^{-8} g/ml。

4. 整机性能(定性、定量重复性)的检定

将仪器各部分连接好,选用 C_{18} 色谱柱,根据仪器配置的检测器,选择流动相和测量参数:紫外检测器和二极管阵列检测器用 100% 甲醇为流动相,流速为 1.0 ml/min,检测波长为 254 nm,灵敏度选择在 0.04 左右,基线稳定后用进样器注入 10 ~ 20 μl 1.00×10^{-4} g/ml 的萘 - 甲醇溶液,连续测量 6 次,记录色谱峰的保留时间和峰面积,计算相对标准偏差 RSD_6。

定性测量重复性(6 次测量)RSD_6:不超过 1.0%。

定量测量重复性(6 次测量)RSD_6:不超过 3.0%。

三、检定结果的处理

1. 按 JJG705 - 2014《液相色谱仪检定规程》条款检定,各检定项目全部达到规定技术要求的仪器为合格仪器,发给检定证书。

2. 只配一个检测器的仪器,任何一个检定项目不合格,该仪器为不合格仪器,发给检定结果通知书,注明不合格项目。

3. 配一个以上检测器的仪器,只要其中一个检测器的检定项目和除检测器外其他的检定项目合格,可发给配该检测器的检定证书。同时注明其他不合格的检测器,限制使用。

四、检定周期

液相色谱仪的检定周期一般不超过 2 年, 更换重要部件或对仪器性能有怀疑时, 应随时检定。

第七章
原子吸收分光光度计

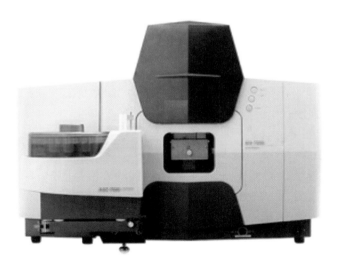

第一节 ‖ 结构原理简介

利用待测元素的共振辐射,通过其原子蒸汽,测定其吸光度的装置称为原子吸收分光光度计。它根据物质基态原子蒸汽对特征辐射吸收的作用来进行金属元素分析,具有灵敏度高及选择性好两大主要优点。

一、基本构成

原子吸收分光光度计有单光束、双光束、双波道、多波道等结构形式。一般由四大部分组成,即光源(单色锐线辐射源)、试样原子化器、单色仪和数据处理系统(包括光电转换器及相应的检测装置)。

原子化器主要有两大类,即火焰原子化器和电热原子化器。火焰原子化器有多种火焰,目前普遍应用的是空气 - 乙炔火焰,电热原子化器普遍应用的是石墨炉原子化器。前者原子化的温度在 2100~2400℃之间,后者在 2900~3000℃之间。

二、原理及分类

原子吸收分光光度计,分为火焰原子吸收分光光度计和带石墨炉的原子吸收分光光度计。在一定浓度范围内,其吸收强度与试液中被测元素的含量成正比,其定量关系满足朗伯 - 比耳定律(公式(7 - 1)):

$$A = -lg\ I/I\ o = -lgT = KCL \tag{7-1}$$

式中:I 为透射光强度;

I_0 为发射光强度;

T 为透射比;

L 为光通过原子化器光程(长度),每台仪器的 L 值是固定的;

C 是被测样品浓度。

火焰原子化法的优点:火焰原子化法的操作简便,重现性好,有效光程大,对大多数元素有较高的灵敏度,因此应用广泛。缺点:原子化效率低,灵敏度不够高,而且一般不能直接分析固体样品。

石墨炉原子化器的优点:原子化效率高,在可调的高温下,试样利用率达 100%,灵敏度高,试样用量少,适用于难熔元素的测定。缺点:试样组成不均匀性的影响较大,测定精密度较低,共存化合物的干扰比火焰原子化法大,干扰背景比较严重,一般都需要校正背景。

第二节 使用方法及注意事项

下面以岛津 AA6800 为例,介绍一下原子吸收分光光度计的使用方法及注意事项。

一、关于安装场地和处理的注意事项

在使用原子吸收分光光度计时,通常要使用高压气体,因此,必须要十分重视安装场地和高压气体的使用安全。

请严格遵守说明书中的有关规定和以下注意事项:

(一)通风

原子吸收分光光度计使用可燃性气体,要保证良好的通风。

(二)用火

当测定可燃性样品时,必须注意用火的安全,准备一个灭火器,以防万一。

(三)排气罩

原子吸收分光光度计的上方必须准备一个通风罩,使燃烧器产生的燃烧气体能顺利排放。

(四)凝聚

要避免仪器在能引起凝聚的场合下使用,否则仪器可能不能正常工作。

(五)电源要求

原子吸收分光光度计以及其各种附件容许的电压范围和功率消耗如下,务必连接到合适的电源上:

AA – 6800/6650 主机

电压:AC100 V,120 V,220 V,230 V,240 V

容许的电压波动范围:±10%

功率:600 VA

电源频率:50/60 Hz

接头:接地插座

使用的保险丝:M 型(100～120 V):6 A;T 型(220～240 V):3 A;
　　　　　　　T 型(D2 氘灯):0.63 A;T 型(HCL 空心阴极灯):0.25 A

(六)高温燃烧器

当使用氧化亚氮－乙炔火焰时,务必使用高温燃烧器。

(七)标准分析条件

标准分析条件有可能随着环境的温度和湿度的变化而变化,也可能由于更换雾化室、石墨管或随着样品溶液的特性改变而改变。开始测定前应该为每一个测定元素搜索最优的分析条件,例如在火焰法测定时探讨气体流量的影响,在石墨炉法中搜索最优的温度程序。

(八)内部的维修和保养

因为通常的保养不必移去主机的外壳就能进行,请不要移去主机的外壳;同样,不要更换其他型号的保险丝；如果需要打开主机的外壳请与专业维修人员联系。

（九）供气管

任何时候使用仪器，均应检查供气橡皮管是否有裂隙或变质，不管什么原因引起裂隙或变质都应该立即更换新的供气橡皮管。

（十）排液管

连接到雾化室的排液管不耐石油制品（例如：煤油、石脑油、汽油等），在测定这些样品时，请咨询仪器供应商相关的信息；每次使用仪器，需检查排液管和废液罐并确认排液管不漏液。

二、使用高压气体的注意事项

（一）安装气瓶

1. 气瓶安装在室外通风处，不能让阳光直晒。

2. 注意气瓶的温度不能高于 40℃，距气瓶 2 m 之内不容许有火源。

3. 液化气体的气瓶（乙炔、氧化亚氮等）须垂直放置，不容许水平放置。

（二）乙炔

1. 使用乙炔时，请使用乙炔专用的减压阀，不能直接让乙炔流入管道；乙炔与铜、银、汞及其合金会产生这些金属的乙炔化物，在震动等情况下引起"分解爆炸"，因此要避免接触这些金属。

2. 乙炔气瓶内有丙酮等溶剂，如果初级压力低于 0.5 MPa，就应该换新瓶，避免溶剂流出。

（三）氧气

不要使用氧气。

（四）空气

供应干燥空气：如果使用含湿气的空气，水汽有可能附着在气体控制器的内部，影响正常操作，最好在空气压缩机或空气钢瓶出口的管路中装一个除湿的气水分离器。

（五）气体使用之后

气体使用之后，必须关掉截止阀和主阀。

（六）压力表

定期检查压力表，使其保持正常。

（七）调压器

1. 使用合格的调压器和接头。

2. 当安装钢瓶的调压器时，要除去钢瓶出口处的尘土。

3. 不能用坏的漏气的接头安装调压器，否则会漏气；不要过分用力地安装调压器，否则应及时换用新气瓶。

（八）钢瓶的开/关

1. 打开钢瓶前，确认截止阀是关着的，向左转动次级压力调节阀，用专用的手柄打开钢瓶（即使主阀太紧打不开，不要用锤子和扳手敲击手柄或主阀）；在打开主阀后，用肥皂水检查调压器和接头处以及主阀的连接处是否漏气。

2. 氧化亚氮、氩气和氢气钢瓶的主阀要完全打开。如果不完全打开，可能引起气体流量波动。

3. 乙炔钢瓶的主阀只能从完全关闭的状态下打开 1 圈或 1.5 圈。

4. 为了防止丙酮从钢瓶流出,不要打开超过 1.5 圈。与此相反,如果乙炔主阀打开不足,当火焰从空气 – 乙炔火焰切换到氧化亚氮 – 乙炔火焰时,由于乙炔流量不够而易引起回火。

三、使用空心阴极灯的注意事项

一些空心阴极灯的电极含有有害金属或元素(As、Be、Hg、Se 等),一些空心阴极灯的电极遇空气或水会燃烧(K、Li 和 Na),请仔细阅读空心阴极灯相关的注意事项并小心处理,以确保安全。

(一)灯的处置

如果空心阴极灯破碎或已经超过使用寿命,这些灯应该分别放置在专用盒子中,而不能作为一般的垃圾处置,以免污染环境或造成对人体的伤害,应请专门处理人员处理。

(二)改变规格

为了改善空心阴极灯的性能,空心阴极灯的规格可能改变,设置灯电流应根据空心阴极灯的说明书设置。

第三节　日常维护与常见故障排除

一、日常维护

下面以岛津 AA6800 为例,介绍几点使用、维护的注意事项。

(一)仪器环境(使用条件)

1. 要用 Windows2000 并注意升级,经常更新杀毒软件,保持计算机不被病毒感染。

2. 所用乙炔要尽量纯,以点火前后数据无变化为好。因为各地乙炔厂家气体纯度控制不一致,所标纯度不一定达到要求,一般要求达到 98% 以上;乙炔瓶内压力低于 0.5 MPa 就要更换,否则乙炔内溶解物会流出并进入管道,造成仪器内乙炔气路堵塞,不能点火,仪器会提示燃气压力低,而此时乙炔钢瓶出口压力是正常的。

3. 使用经过除油除水后的空气,空压机产气量要达到 24 L/min 以上,要注意空压机排水及油水分离器的排油排水,空压机的减压阀出口压力为 0.35 MPa。注意观察空压机润滑油的液面高度在两红线之间,太低要更换空压机油。

4. 关于 Ar 气,纯度 99% 以上即可,主要是为了保护石墨管和元素不被氧化。

5. 如使用 N_2O 气,注意要用带加温功能的减压阀,因为钢瓶内气体是以液态储存的,使用时变为气态,温度很低,会影响雾化室温度,甚至造成雾化室结冰,灵敏度降低。

6. 使用石墨炉时,石墨炉电源要与主机电源不同相,要求 220 V、30 A 以上的供电,最好不要用插座,要使用 30 A 以上的开关,并把接线头压紧,防止接触不良。如果石墨炉与主机同相,石墨炉加高温时,瞬间电流很大,如果供电容量不足,会造成电压下降,主机供电不足,数据不稳,甚至损坏主机。

7. 做好接地。因为主机、石墨炉、ASC、计算机、打印机要互相连接,由于电源插头等原因,可能造成机壳带电,损坏仪器,故一定要把仪器的地线端子用同一根地线相连,并与本楼的单独地线相连。

8. 如要做有机溶剂溶解的样品,且雾化室下的废液管是透明的,请更换有机溶剂专用废液管,否则,原废液管会破裂,有机溶剂漏到仪器内部,发生危险。如废液管是较硬的白色塑料管,则不需要更换。

9. 如果乙炔钢瓶与仪器距离很长(大于 5 m 以上),管路内径要在 8 mm 以上,否则会因为流量不足,造成仪器乙炔入口压力不足,使仪器不能点火或点燃后很快熄灭,仪器提示燃气或助燃气压力低的警告。如果管路长,乙炔瓶调压阀出口压力要适当调高一些,但不要大于 0.13 MPa。

10. AA‒6800 点火前,要检查仪器乙炔和空气的二次压力。在打开排风的情况下,按仪器右侧的 PURGE 键,乙炔和空气二次压力应为 0.05 MPa 和 0.25 MPa,即指针指向 12 点位置,否则,应调整仪器右侧对应的调压阀。停止按 PURGE 键,空气压力表指针会回到 0。如果按 PURGE 键时,乙炔表指针压力下降,则说明乙炔气路已有堵塞,已造成流量不足。

(二)火焰部分的维护及测量注意事项

1. 火焰法测量时,首先要知道大概的灵敏度,可从岛津提供的 COOKBOOK 电子文件中查看大概的标准曲线的数据,从中知道线性范围及可测的样品浓度范围,一般结果会比给出的灵敏度低一些,如出现不正常数据,才能据此分析原因,不能盲目地测样品。因仪器的状态不同,调整的各种状态(如燃烧头位置、燃气及助燃气流量配比、雾化器的情况)不同,可能造成仪器测某元素与 COOKBOOK 中的数据有较大偏差,这时就要分析原因并调整,使仪器的测量结果误差最小。

2. 处理样品后要无颗粒物质,否则很容易把雾化器进样毛细管堵塞。如有颗粒,要过滤样品。毛细管堵塞后,样品灵敏度会下降很大,一般此时要取下雾化器,用专用的钢丝(仪器自带)疏通,疏通时注意不要把撞击球捅掉,尽量不要拔出雾化器的毛细管部分。

3. 如要使用笑气乙炔火焰,要根据元素不同,调整笑气流量,使火焰温度达到合适温度,以达到最佳灵敏度。要注意笑气钢瓶内压力,及时更换钢瓶。

4. 火焰法测量常出现的问题有:点不着火。原因一般是乙炔或空气压力低,或乙炔钢瓶换的太晚,造成钢瓶内溶解物进入管路,造成乙炔气路堵塞。乙炔气路一般可能有两个地方堵塞,一是乙炔进入仪器处;一是仪器内乙炔二次调压阀处,如处理不当造成漏气会发生危险,一般要由专业人员处理并检漏后才能使用。空气压缩机要注意排水及注意检查润滑油液面,夏天最好每天排水,不同型号的空压机排水口位置不同,数量也不同,请注意逐一进行。

5. 火焰法的灵敏度与雾化器的雾化效率有很大关系,一般可用 Cu 元素检查,可根据新仪器安装时的数据或仪器指标检查,如相差较大,要考虑雾化器问题,在疏通雾化器毛细管后如无大的改善,要检查雾化效率。检查方法:对雾化器与撞击球为一体的雾化器,在关掉乙炔气的情况下,保证空气压力,把雾化器卸出,进样管插入纯水中,由一人按排气键,一人手持雾化器喷纯净水,排出的雾要尽量浓,且均匀稳定,如雾稀少,要调节雾化器喷嘴与撞击球间的距离,微小的调整会有很明显的效果,调整时不要把雾及水滴喷入仪器内,要遮挡一下,撞击球装在支架上,支架的前后移动会使撞击球前后移动,支架要随其相接触的塑料螺丝移动,螺丝可调节,调好后,小心安装雾化器,压紧雾化器后,打开乙炔,检查 Cu 的灵敏度,是否达到仪器指标;对撞击球为固定式的调整,可考虑对雾化器的压紧螺丝的松紧进行微调,查看灵敏度的变化,如喷雾毛细管对撞击球不正,雾化效率也不会高,有时对雾化器轻微转动也会改善灵敏度。

6. 要注意检查点火口 Pilot 的电极(电子点火器的电极)上的积炭,如有积炭要刮掉,如果积炭太多,有可能造成两电极短路,建议每月检查处理一次。乙炔不纯时,此处容易产生积炭。

(三)石墨炉部分的维护及测量注意事项

1. 石墨炉是用于分析 ppb 级浓度的样品,因此,不能盲目进样,浓度太高会造成石墨管被污染,可能多次高温清烧也烧不干净,造成石墨管报废。一般的测量过程要先检查水的干净程度,纯水的吸光度一般要在 0.00X 以内为好,建议起码要在 0.01X 以内,然后加酸做成空白,再进样,检查酸的纯度,同样,吸光度不能太大,建议要控制在 0.0X 以内,否则会影响灵敏度及线性。空白没问题后再配制标准系列,同样,要注意标准样的吸光度,最高浓度标准样吸光度建议要在 0.8ABS 以下为好,否则可能线性不良或造成石墨管污染,造成测量误差大。石墨炉法测量,对大气环境及样品瓶、样品杯、容量瓶等的接触样品容器的干净程度要求很高,大气环境要干净无灰尘,否则很可能测不到准确值。

2. 石墨管的寿命:一般的样品可用几百次以上,如样品中有强氧化剂或含氧酸可能影响石墨管寿命。一般来说,同一样品重现性明显变差,排除其他原因仍不能改善,或已被严重污染不能烧干净的时候,要考虑换石墨管。如石墨管寿命明显变短,可考虑如下原因:

(1)氩气纯度及流量。纯度要 99% 以上。流量要检查石墨炉内外两气路,外气路指石墨管外保护气,流量要在 1.2~1.5 L/min,如果偏小,石墨管外表面会损失较快;内气路受软件控制,如果有堵塞,石墨管内壁会损失较快。清洗石墨架和石墨帽后,要检查其上的通气小孔,不要堵塞。

(2)石墨炉温度。长时间使用石墨炉后,如不能经常按要求保养,造成石墨管温度过高,会使石墨管损失过快,此时,要检查石墨帽上的孔内是否要清理,温度传感器的滤光片表面是否清洁,传感器位置是否偏移,如偏移,要用专用工具调整。

二、常见故障排除

(一)石墨炉常见故障

1. 水压不足。现在的石墨炉监测水压采用的是监测流速,如果水压低,则达不到流速,水压过高(超过 0.15 MPa)会造成管路泄漏,或造成监测流速的叶轮停转。如果使用自来水,除保证水压在合理范围外,还要注意水质,是否有泥沙或铁锈,水质硬度大,长期使用会造成冷却块内堵塞,造成流量下降及冷却速度下降。铁锈及泥沙会使叶轮停转,显示水压低。另外,水温要高于 10℃。对于 GFA-EX7 以前的石墨炉,监测水压的是水压开关,长时间使用后水中的杂质等可能堵塞水压开关,造成无论水压大小都不显示水压低。在忘记开水时使用石墨炉,会使石墨炉过热,造成石墨炉损坏或接在石墨炉上的塑料管烧断,请注意检查。检查方法:可设定为低温加热,不打开水时有因水压低的报警,否则使用时要注意打开冷却水开关,还要注意水流的大小。

2. 加热时显示石墨炉电源未打开或有噪声。原因是石墨管与石墨架、石墨帽间接触不良,使加热电流出现突变所致。请检查石墨炉电路中的所有连接部分,如石墨帽及石墨架是否该更换了;石墨炉可向右拉开,右半侧是在两根铁轨上滑动,如铁轨脏,要用无水乙醇清理干净,再滴少许润滑油,右半侧要保持推拉轻松,才能保证石墨管接触良好;如果温度过高且冷却循环水流不畅,可能造成冷却水套下的塑料块变形,造成左右石墨帽、石墨架不同心,其与石墨管的接触不良,此时需要专业人员用专用工具调整或更换。

3. 在日常清理石墨帽和石墨架时,要注意石墨炉冷却水套与石墨的接触面,如较脏或表面有氧化层时,要用 1000 目以上的细砂纸把氧化层等打磨掉,保持接触良好。

4. 清理温度传感器的滤光片表面后,再安装时,固定螺丝不要拧太紧,否则会压坏滤光片。

（二）自动进样器常见故障

1. 自动进样器臂不能到达石墨管上方。原因可能是进样臂转动时被外力阻挡,导致进样臂的传感器读到的位置偏差太大,自己不能找回原点位置,如果关机后再重新初始化还不能正常,就要用专用调整软件由维修人员调整。

2. 进样注射器在自检时声音大。原因可能是驱动注射器的马达出现异常。如果 ASC－6100 的废液管排水不畅（比如废液管太长,出水口在废液中,或废液管弯曲太大造成）,造成 ASC 废液不能及时排除,长时间后废液管与 ASC 的接头处轻微泄漏,可能漏到驱动注射器的马达中,造成马达不能转动。

3. 进样头位置不容易调整。原因可能是安装时或长时间使用后 ASC 的底盘位置不佳造成。可做如下调整:首先,调整石墨炉到最佳位置并记忆,然后把 ASC 的左右前后位置调整螺丝调整到中间位置,这时调整进样头的位置到进样口的正中心,不要用左右前后调整螺丝,要调整 ASC 的底盘的上下位置,ASC 的底盘下有两个或一个可调整的铁支架（腿）,在调整好高低的情况下拧紧固定支架的螺丝;一定要支撑在硬的桌子表面,不要支撑在橡胶面上,如不能找到合适的支撑支架,请用合适的硬物支撑到合适的高度,这样,调整螺丝在中间时进样头就接近进样口位置,如不合适,轻微调整螺丝就可到最佳位置。

4. 重复性不良时,要检查进样头的进样位置、是否进样头在进样后粘有样品,如果粘有样品,请考虑是否进样头位置不佳,或样品黏度太大造成,需做适当调整。如不是以上原因请更换进样头;如不是一次性进样头（黄色）,可考虑用锋利的刀片切掉一点进样头（白色管）,注意不要使进样口被压扁。

第四节　计量校准

一、检定依据

中华人民共和国国家计量检定规程《JJG694－2009 原子吸收分光光度计》。

二、主要检定项目

对于常规的后续检定,检测项目主要包括:波长示值误差与重复性、基线稳定性、检出限、测量重复性、线性误差等。

原子吸收分光光度计的计量性能要求见表7-1。

表7-1 仪器计量性能要求

检定项目	计量性能	
	火焰原子化器	石墨炉原子化器
波长示值误差与重复性	波长示值误差不超过 ±0.5 nm,波长重复性不大于0.3 nm	波长示值误差不超过 ±0.5 nm,波长重复性不大于0.3 nm
基线稳定性	零点漂移吸光度不超过 ±0.008 A/15 min;瞬时噪声吸光度应≤0.006 A	—
检出限	≤0.02 μg/ml	≤4 pg
测量重复性	≤1.5%	≤5%
线性误差	≤10%	≤15%

(一)波长示值误差与重复性

按空心阴极灯上的工作电流点亮汞灯,待其稳定后,在光谱带宽0.2 nm 的条件下,从汞、氖谱线中按均匀分布原则,选取三至五条逐一作三次单向(从短波向长波方向)测量,以给出最大能量的波长示值作为测量值,按相应公式计算波长示值误差与波长重复性。

(二)基线稳定性

在0.2 nm 光谱带宽条件下,按测铜的最佳火焰条件,点燃乙炔/空气火焰,吸喷二次蒸馏水或去离子水,10 分钟后,用"瞬时"测量方式,或时间常数不大于0.5 秒,波长324.7 nm,记录15 分钟内零点漂移(以起始点为基准计算)和瞬时噪声(峰峰值)。

(三)检出限

1. 用火焰原子化法测铜的检出限

将仪器各参数调至最佳工作状态,用空白溶液调零,根据仪器灵敏度条件,选择系列1:0.0,1:1.5,1:1.0,1:3.0 (μg/ml)或系列2:0.0,2:1.0,2:3.0,2:5.0 (μg/ml)铜标准溶液,对每一个浓度点分别进行三次吸光度重复测量,取算术平均之后,按线性回归法求出斜率 b,即为仪器测定铜的灵敏度 S。

与上述完全相同的条件下,对空白溶液连续进行11 次吸光度测量,并求出其标准偏差 S_0 及检出限 C_L。

2. 石墨炉原子化法测镉的检出限

将仪器各参数调至最佳工作状态,用空白溶液调零,根据仪器灵敏度条件,选择系列1:0.0,1:1.5,1:1.0,1:3.0 (μg/ml)或系列2:0.0,2:1.0,2:3.0,2:5.0 (μg/ml)镉标准溶液,对每一个浓度点分别进行三次吸光度重复测量,取算术平均之后,按线性回归法求出斜率 b,测定镉的灵敏度 $S = b/V$,其中 V 为进样体积。

与上述完全相同的条件下,对空白溶液连续进行 11 次吸光度测量,并求出其标准偏差 S_A 及检出限 $C_L = 3S_A/S$。

（四）测量重复性

1. 用火焰原子化法测铜的重复性

在进行检出限测量时,选择系列标准溶液中的某一浓度溶液,使吸光度在 0.1 ~ 0.3 A 范围,进行 7 次测定,求出其相对标准偏差,即为仪器测铜的重复性。

2. 用石墨炉原子化法测镉的重复性

使用镉标准溶液,测试方法同上。

（五）线性误差

1. 用火焰原子化法测铜的线性误差

用火焰原子化法测试完铜的检出限后,按相应公式(见规程)计算标准曲线测量中间点的线性误差即可(公式 7 – 2)。

$$Ci = (\overline{Ii} - a)/b \qquad \Delta Xi = (Ci - Csi)/Csi \times 100\% \qquad (7-2)$$

式中:$\overline{Ii}$——三次吸光度测量值的平均值;

$\qquad$ Ci——第 i 点按照线性方程计算出的测得浓度值,$\mu g/ml$;

$\qquad$ Csi——第 i 点标准溶液的标准浓度,$\mu g/ml$;

$\qquad$ a——工作曲线的截距;

$\qquad$ b——工作曲线的斜率。

2. 用石墨炉原子化法测镉的线性误差

测试方法同上。

三、检定结果的处理

检定项目全部合格的仪器,发给检定证书;检定项目不合格的仪器,发给检定结果通知书,并注明不合格项目。

检定周期一般不超过 2 年。期间,仪器经修理或对测量结果有怀疑时,应及时进行检定。

第八章
离心机

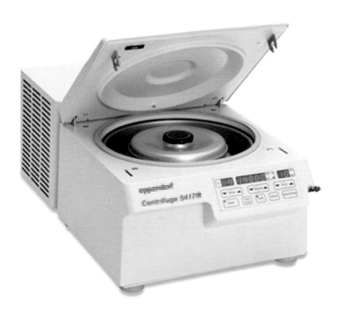

第一节 结构原理简介

一、基本原理

离心机通过旋转运动,使物质产生较大的离心力,由于不同颗粒的质量、密度、形状、大小不同,在同样的离心转速下沉降速度也就不同,由此可实现对物质的分离、制备、浓缩、提纯。

离心力(F)的大小取决于离心转头的转速(ω,r/min)和物质距离心轴的距离(r,cm)。它们的关系是 $F = mr\omega^2$,m 为沉降颗粒的质量。

二、基本结构

离心机一般包含转头、驱动系统和防护系统等(冷冻离心机还有制冷系统,超速离心机还有真空系统),如图 8-1 所示。

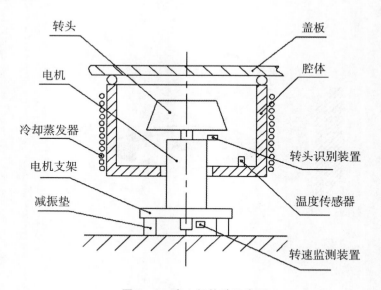

图 8-1 离心机构造示意图

(一)转头

1. 转头的类型

转头按结构和用途可分为固定角转头、水平转头、垂直转头、区带转头、连续流转头等。

2. 转头的材料

转头的材料一般有铝合金、钛合金、碳纤维、聚丙烯等。

3. 离心管

离心管及其管帽用来承载样品,使用时放置于转头的腔内,是转头的重要附件。

（二）驱动系统

驱动系统是离心机的核心部分,由电机、控制电路、功率驱动、转速检测电路等组成,主要是控制电机的转速。

电机是离心机的"心脏",过去大多采用带碳刷的串激式直流电机,这种电机现已处于淘汰阶段。目前常用的是无刷变频调速电机。

（三）防护系统

离心机一般设有门锁防护、转头型号识别、不平衡检测、超速、超温等防护装置。

（四）制冷系统

由于转头高速运转与空气摩擦生热,会导致转头膨胀并且影响样品活性,一般高速和超速离心机设计了制冷系统,包括温度传感器、压缩机、温度控制电路等。也有个别型号的离心机通过合理设计风道对转头散热。

（五）真空系统

由于超速离心机的离心速度非常高,通过制冷系统还不足以抵消转头与空气摩擦产生的热量,因此设计了真空系统,以减少离心室内空气与转头的摩擦。60 000 r/min 以下的超速离心机只需使用简单的机械油泵抽真空,这种泵的真空度可达 13.3 Pa;60 000 r/min 以上的超速离心机需要机械油泵加扩散泵的真空系统,这种泵的真空度可达 0.133 Pa。

第二节　使用方法与注意事项

一、概述

目前实验室所用离心机,按电路控制方式来看主要有两类:一类是较早几年生产的分立元件控制的离心机,以国产品牌为主,比如:上海安亭离心机、北京医用离心机等。一类是近几年生产的单片机控制的智能型离心机,以进口品牌为主,目前国内很多生产厂家也逐渐使用智能型单片机电路代替分立元件电路。

一般来说分立元件控制的冷冻离心机使用方法相对简单,下面重点介绍一下智能型高速冷冻离心机的使用方法。

二、高速冷冻离心机使用方法

1. 将离心机放置在平整的桌面上。一般台式离心机只要放置的桌面平整,无需要调水平,但对于很多落地式离心机,安装时需要调水平,并将地脚紧固好。

2. 打开电源,待离心机显示自检完毕。

3. 打开机盖,放入需要的转头,设置好温度,并盖好机盖,进行预冷。

4. 打开机盖,将离心样品试管装入转头,并旋紧转头盖,关闭机盖。

5. 设置好需要的转速和离心时间,启动离心。

6. 离心完毕,打开机盖,取出样品和转头。

7. 关闭电源。

三、使用注意事项

(一)注意调水平

1. 台式离心机使用时要放置在平稳、坚固的台面上,大部分台式离心机底座都装有橡胶吸脚,借助于仪器本身的重量,紧贴于台面,无须人工调水平。有些台式离心机的底部装有可调脚垫,安装时或移动位置后需要请专业人员调整水平度。

2. 立式的大容量低速离心机和高速冷冻离心机要安放在坚实的地面上,水平放置。底部装有可调地脚的安装时一定要调好水平,并紧固好。

(二)转头的正确使用

1. 所有转头不能超过其最高转速使用,使用时间较长的转头要降级使用。

2. 每次离心完成后,必须将转头取出,否则长时间放在轴上可能锈死,导致转头取不出而造成离心机整机报废。

3. 使用前应检查转头是否有伤痕、腐蚀等现象,发现有疑问立即停止使用,并与专业人员联系检测。

4. 安放转头时务必拧紧转头的压紧螺帽,以免高速旋转的转头飞出造成事故。旋紧螺帽时用力要适中,力度太大可能损坏螺纹,造成电机报废。为了保护锁紧转头的螺纹,要定期在螺纹上涂抹润滑脂,防止生锈。

5. 转头在预冷时转头盖可摆放在离心机的平台上,或摆放在实验台上,千万不可不拧紧浮放在转头上,因为一旦误启动,转头盖就会飞出,造成事故。

6. 不得使用伪劣的离心管,不得使用老化、变形、有裂纹的离心管。

7. 转子不用时应从离心腔内取出,及时用中性洗涤液清洁擦干,防止化学腐蚀,存放在干燥通风处。不允许用非中性清洁剂擦洗转子,不允许用电热风吹(烘)干转子。转子中心孔内应涂少许润滑脂保护。

8. 转头放置要远离强磁体。很多进口品牌(例如 Sigma)的离心机转头底部镶嵌有小磁铁,用来对转头型号进行编码,转动时转头底部的转头识别装置(霍尔传感器)感应出转头编码,从而识别转头型号,如果小磁铁被强磁体磁化导致极性顺序错乱,离心机就无法识别转头而产生报错信息,导致转头失效甚至报废。

(三)离心过程中的注意事项

1. 离心机在预冷状态时,离心机盖必须关闭。离心结束后,擦干腔内余水,离心机盖处于打开状态。

2. 离心机在运转时,不得移动离心机。

3. 转头使用时一定要确认设置的转头号正确无误。

4. 每次停机后再开机的时间间隔不得少于 5 分钟,以免压缩机堵转而损坏。

5. 不得在离心机运转过程中或转子未停稳的情况下打开盖门,以免发生事故。

6. 冷冻离心后敞开离心机盖子,擦拭离心机内壁,防止水凝结引起生锈。

7. 离心中有液体溅出的,需立刻清理,防止腐蚀和生锈。

8. 仪器较长时间不使用或者维修时应将主电源插头取下。否则仪器会带电,特别是维修时易发生安全事故。

9. 离心机的插座一定要与墙上供电插板接触良好,并且良好接地。

10. 离心机周围要通风散热良好,与周围墙面保持足够距离。

11. 离心机在关闭机盖时要轻压轻放,待内部电磁开关锁紧机盖,操作面板上显示机盖已盖好(通常开盖指示灯会亮,表明已盖好),此时才能开始离心。

12. 离心结束时,如果定时未到,要先按"Stop"使电机停下后,再开盖。最后关闭电源开关,不可在离心机转动时直接关闭电源。

13. 离心机启动后,要等到转速升至所设置转速,并且运转平稳后人员方可离开。如果在升速时,机身震动厉害,或机器有报警声,或屏幕出现报错信息时,要及时按"Stop"停机,按照说明书排除故障,必要时请专业人员检查维修。

14. 一般分立元件控制离心机,其电机带碳刷,调速一般是一个调速旋钮(电位器)。升速时要慢慢将旋钮顺时针旋转,将速度调至需要转速,不要直接调至最高,容易让电机猛然承受高压而导致碳刷打火。

第三节　日常维护与常见故障排除

一、日常维护

(一)注意腔体清洁

每次使用完离心机之后,要及时取下转头,否则转头很容易与转轴发生粘结,影响使用。腔体盖要敞开几小时,以便让腔内潮湿气体和腐蚀性气体彻底排除,否则时间长了会造成电机轴承生锈。腔体底部沉积的液体要及时擦拭干净,冷冻离心机用完待恢复常温后,在腔体底部沉积的水分也要及时擦拭干净。

(二)注意电机维护

较早前生产的国产台式离心机所用电机很多是带有碳刷的串激式直流电机。此类电机要定期更换碳刷并清理碳粉,必要时要打磨电机铜头(整流子)。使用时,当听到电机转动声音异常、有明显碳刷打火声音或电机启动困难时,要及时请专业人员进行电机维护。

目前很多离心机特别是进口离心机,大多采用无刷直流电机,属于免维护电机,但是要注意电机的轴承严重生锈或缺油时需要更换。当电机高速运转时(12 000 r/min 以上),若听到声音明显变大甚至出现刺耳噪音时,要及时请技术人员维修电机。

转轴与转头接合部应经常涂润滑脂防锈,长期不用时应采取涂防锈油加油纸包扎的处置方式。

（三）注意通风散热

离心机的电机和驱动电路是发热器件，一般离心机内部都设有散热风道和通风孔，特别是冷冻离心机预冷时散热器大量散热，这就要求离心机放置时要与墙壁、其他机器保持足够的距离，一般 30 cm 以上。夏季使用要保证环境温度不高于 30℃，最好在 28℃ 以下。

（四）注意避免液体漏入下部控制电路

很多离心机腔体下方装有控制电路，如果离心过程中不慎将液体撒入腔体，要及时擦拭干净，否则一旦液体落入下部电路上，会造成电路板腐蚀、短路而损坏。

（五）注意防控蟑螂

有些实验样品容易吸引蟑螂等昆虫进入机器内部，这样极易使内部电路板短路导致损坏。所以，实验室要做好卫生清洁、防控蟑螂等工作，一旦发现机身内部进入蟑螂时要及时打开清理，避免造成机器损坏；必要时，请技术人员处理。

（六）注意转头维护

转头毁坏多半是由于转头腐蚀引起的。铝合金转头虽然表面进行了阳极氧化处理，但仍可被强酸、强碱、氯、铅、铜、汞等盐溶液腐蚀，碱性去污剂也易腐蚀铝转头；钛转头除浓盐酸、浓硫酸、氢氟酸及干燥氯气外几乎不被腐蚀。然而无论何种转头，当转头试管孔底部有小凹痕、表面变色、裂纹，则应停止使用了。使用过的转头注意保养，即清洗、干燥、涂油。转头在使用后均应用 40～50℃ 温水清洗，然后用软布擦净。在转头表面及试管孔内薄薄涂一层保护油脂，在干燥情况下保存。当使用腐蚀性液体后，应立即用中性洗涤剂（不含氯）洗涤，再用蒸馏水洗净后进行干燥，通常转头每使用 100 小时就要进行腐蚀检查，以防严重腐蚀后造成转头事故。

二、常见故障排除

（一）机盖打不开

故障原因：当离心机关闭盖板或开启过程中出现意外时，会导致无法使用电子装置自动开盖。

解决办法：一般离心机都设有紧急手动开盖功能，此时可以参考说明书，启动手动开盖功能。

Sigma 品牌离心机一般手动开盖是一根绳子，绳头隐藏于机器前端的底部，或左右两侧。

Eppendorf 离心机底部设有拨盘，当机盖打不开时，用细棒拨动拨盘，就可以开启机盖。

Heraeus 型离心机右侧有一细开孔，用一根细硬金属丝向内插入并用力按压，就可以手动开盖。

如果手动开盖后，再次试机，故障依旧，要及时通知专业人员检查。

（二）转头不能从主轴上取下

故障原因：转头在主轴上存放过久，铝合金转头内孔腐蚀，导致转头内孔和主轴粘结。

解决方法：取下锁紧螺母后，在转头与主轴结合处喷涂除锈剂，待完全浸润后，试着从主轴上拔出。

如果仍然不能拔下转头，不要用猛力硬拽，否则可能损坏电机或电机支撑垫，应及时请专业人员处理。

待转头取下后,要及时将黏着物清理干净,并涂上防锈润滑脂。

(三)升速时,机器突然报警,出现"转头型号错误"的信息

1. 故障原因:转头型号设置错误。

解决方法:重新设置转头型号。

2. 故障原因:转头没有装好,导致传感器无法识别转头。

解决方法:重新装好转头。

3. 故障原因:如果转头安装正确,型号设置无误,而错误依旧,就有可能是转头识别传感器损坏或电路故障。

解决办法:联系维修人员检查。

(四)压缩机在工作但离心腔降温很慢或不降温

1. 故障原因:室内温度过高,或通风散热太差。

解决方法:开空调降低室温,移开周围挡风物质,提高通风散热。一般低温离心机工作环境最佳10~25℃,最高不能高于30℃,最低不能低于5℃。

2. 故障原因:散热器上灰尘积累太多,堵塞了散热通道。

解决方法:用吸尘器或强力吹风机清除灰尘。

3. 故障原因:压缩机故障,或制冷系统故障。

解决办法:请专业人员检查维修。

第九章
CO$_2$ 培养箱

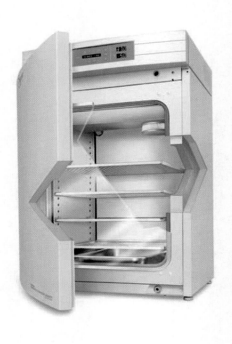

第一节 结构原理简介

CO_2培养箱是医学研究中重要的仪器设备。它通过对箱体内环境的控制制造出一个能使细胞(组织)更好地生长的环境:恒定酸碱度(pH 值:7.2~7.4)、稳定温度(37℃)、较高相对湿度(95%)和稳定 CO_2 浓度(5%)。

一、箱体结构

CO_2培养箱主要包括的部件:箱体、控制电路板、显示电路板、温度传感器、加热装置、CO_2传感器、气体控制阀、风扇及风道等(图 9 - 1)。

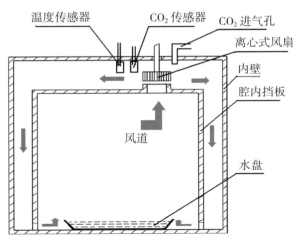

图 9 - 1　CO₂培养箱内部结构示意图

箱体内腔胆一般采用不锈钢抛光工艺,各拐角处圆角过渡,便于清洁;温度传感器一般采用铂电阻(PT100、PT1000)或温敏电阻(NTC);CO_2传感器有两种:热导式(T/C)和红外线式(IR);CO_2控制阀一般采用电磁阀,有 DC3V、DC6V、DC12V、DC24V 等;为了箱体内气体温度和浓度的均匀,一般都安装有风机和风道;风机的电机一般为罩极式电机,风扇为离心风扇或轴流风扇;风道保证了气体沿着一定的路线循环,从而保证了腔体内气体的均一性。

二、控制原理

(一)温度控制
根据加热方式的不同,CO_2培养箱分为水套式和气套式两种。

水套式 CO_2 培养箱的温度是通过电热丝给水套内的水加热,再通过箱内温度传感器来检测温度变化,使箱内的温度恒定在设置温度。气套式 CO_2 培养箱的加热是通过遍布箱体气套层内的加热器直接对内箱体进行加热的,又叫六面直接加热。气套式与水套式相比,具有加热快,温度的恢复比水套式培养箱迅速的特点,特别有利于短期培养以及需要箱门频繁开关的培养。箱内温度一般设定在 37℃ 左右。

控制主板通过比较测量温度和设置温度的差异,采用 PID 算法,控制串联在加热器上的固态继电器的导通/关断实现精确控温。

同时,腔体内的离心式风扇的转动和风道的合理布置有利于气体温度、CO_2 浓度以及湿度的均匀。

此外,CO_2 培养箱还具备外门及辅助加热系统,这个系统能加热内门,提供给细胞良好的湿度环境,保证细胞渗透压维持平衡,且可有效防止形成冷凝水,保持培养箱内的湿度和温度。

（二）浓度控制

CO_2 培养箱控制浓度是通过 CO_2 浓度传感器来进行的。CO_2 传感器用来检测箱体内 CO_2 浓度,将检测结果传递给控制电路及电磁阀等控制器件,控制主板通过比较测量浓度和设置浓度的差异来控制电磁阀的导通和关闭,实现对浓度的调节:如果检测到箱内二氧化碳浓度偏低,则电磁阀打开,二氧化碳进入箱体内,直到二氧化碳浓度达到所设置浓度,此时电磁阀关闭,箱内二氧化碳切断,达到稳定状态。

（三）湿度控制

目前大多数的二氧化碳培养箱是通过增湿盘（水盘）的蒸发作用产生湿气的（其产生的相对湿度水平可达 95% 左右,但开门后湿度恢复速度很慢）。因为湿度蒸发面积越大,越容易达到最大相对饱和湿度,并且开关门后的湿度恢复的时间越短,所以湿度蒸发面积大的培养箱较湿度蒸发面积小的培养箱容易保持最大相对饱和湿度。水盘一般可用不锈钢盘,最好不要用塑料盘。

也有部分大型培养箱是用蒸汽发生器来产生湿气。

（四）电路控制系统

1. 电路控制系统包括最基本的控制主板、显示电路板、操作按键等。

2. 水位报警。水套式培养箱为了防止加热器干烧,设有水位报警系统,当水套内水位低于临界值时,仪器会通过报警提示用户及时补水。

3. 过温保护。为了防止温度控制失灵,一般电路设有过温报警,当温度控制出现意外时,腔内温度超过临界值,培养箱自动报警,并切断加热。

4. 校准功能。为了纠正温度和 CO_2 浓度测量的偏差或者漂移,培养箱都设有温度和浓度校准功能。通过标准计量工具测量内部温度和浓度的真实值,并调用校准程序可以实现测量值准确校正。

（五）防污染和消毒灭菌系统

污染是导致细胞培养失败的一个主要因素,为此 CO_2 培养箱设计时应尽量减少微生物可以生长的区域和表面,并结合自动排污装置来防止污染的产生。

有的培养箱带有紫外线消毒功能,可以保证箱内的生物清洁性。

一般培养箱都带有 HEAP 高效过滤器,可以滤去 99.97% 的 0.3 μm 以上的颗粒。

部分培养箱带有高温灭菌功能。

第二节 使用方法与注意事项

一、使用方法

1. 打开玻璃门,向腔体底部的水盘中注入蒸馏水,关闭玻璃门和箱门。

2. 打开电源,开机。

3. 待自检完成后,将温度设置为需要温度,一般为37℃。将浓度值设定为"0.0",等待培养箱预热。水套式培养箱预热时间较长,一般需要24小时,温度才能稳定在37℃。

4. 等到温度稳定在37℃时,此时内部湿度已经接近饱和,CO_2浓度显示应该为0.0。如果偏差较大,说明传感器测量值漂移较大,要通过校正程序,校正零点。

5. 打开气源。先打开CO_2钢瓶的高压端,再缓缓开启减压阀低压端,将气源压力调整为0.1 MPa。

6. 将CO_2浓度设定值改为5.0%,这时腔内CO_2电磁阀打开,CO_2进入腔内,并维持浓度在5.0%。

7. 此时仪器可用于培养工作。

8. 仪器关机前,要先将CO_2浓度设定值改为0.0,然后打开玻璃门,使腔内CO_2和水蒸气散出,取出水盘,晾干腔体,最后关闭箱门。

二、使用注意事项

(一)减压阀的使用方法

1. 减压阀的气压调节手柄不用时要逆时针旋转松开。

2. 钢瓶上的气源手柄不用时要顺时针旋转关闭。

3. 使用时,首先逆时针彻底打开钢瓶气源手柄。此时减压阀高压表指示的压力就是钢瓶内气体的压力:注意压力表指针要指示在绿色区域;高于绿色区域是红色区域,表明压力过高,有危险;低于绿色区域是黄色区域,表明压力过低,气量不足,应该及时充气。

4. 这时缓缓顺时针开启减压阀的调节手柄,低压表指示针缓缓上升,将压力调节至0.08~0.1 MPa 即可。

减压阀调节出口压力时,一定要和箱体间连接好管子再调节,即:绝对不能管子没接前就调节压力。

5. 出口压力不能高于0.1 MPa,否则容易冲破连接培养箱的胶皮管和内部的电磁阀。

6. 更换钢瓶时,打开气源手柄前,一定要先将减压阀手柄松开,即:逆时针旋转松开。否则钢瓶内的高压气体直接进入管路,会冲坏胶皮管和电磁阀。

(二)CO_2培养箱的使用注意事项

1. 仪器应放置在平整的台面上,环境应清洁、干燥、通风。

2. 不可将通入气体压力调至过大,以免冲破管道及电磁阀。

3. 水套式培养箱要经常检查水套夹层的水位,并及时补充蒸馏水,禁止使用自来水,以防结垢和腐蚀箱体。

4. 关好箱门,以免气体外泄,影响实验效果。

5. 水套式培养未加水前禁止打开电源,否则可能损坏加热元件。

6. 操作密码设置需至少 3 人知道,以免遗忘密码而无法开启仪器。

7. 钢瓶气体需纯净达标,以免损伤仪器。

8. 保持培养箱内空气干净,并定期消毒。

9. 经常注意箱内蒸馏水槽中蒸馏水的量,以保持箱内相对湿度,同时避免培养液蒸发。

10. 不适用于含有易挥发性化学溶剂、低浓度爆炸气体、低着火点气体的物品以及有毒物品的培养。

11. 如果培养箱长时间不用,关闭前必须清除腔内水分,打开玻璃门通风 24 小时以后再关闭。

12. 清洁腔内时,注意不要碰坏传感器和风扇等部件。

13. 搬动培养箱时不能倒置,同时不要抬门,防止门变形。

第三节 | 日常维护与常见故障排除

一、日常维护

(一)定期消毒清洁

可以用软布蘸酒精对腔内进行消毒清洁。此外,很多 CO_2 培养箱腔体内部还有一个风道循环腔,由于拆卸不便或不知如何拆卸,实验人员在清洁时往往疏漏此处。此处的拆卸可以参考说明书或在专业人员的指导下进行。

(二)定期更换过滤器

一般每年需要更换一次过滤器。

(三)定期校正零点和浓度值

由于很多 CO_2 传感器受温度、湿度影响很大,所以工作一段时间后,浓度零点值和浓度值会有所飘移,需进行校正,方法如下:

1. 在开机状态下,将浓度设定值改为 0.0,关闭钢瓶气体,将箱门和玻璃门打开 3 ~ 5 分钟,确保内部残留 CO_2 全部排出。

注意:有些 CO_2 培养箱当玻璃门打开后,内部的循环风扇会停止转动,这时可以采用手动措施,如按住门旁的玻璃门微动开关,使风扇转起来,便于彻底排出 CO_2。

2. 确定温度值设定为平时所用温度(一般为 37℃)、腔内底部放入装有足够蒸馏水的水盘、关闭玻璃门和箱门。

3. 稳定 24 小时以上（具体时间各异）。这时腔体内部温度已经稳定在 37℃，且湿度接近饱和，CO_2 浓度显示值应该显示 0.0，如果不显示 0.0，将显示值调改为 0.0。具体调改方法参考说明书或请专业人员指导。

4. 调整好零点后，将 CO_2 浓度设定值改为 5.0%，开启钢瓶供气，这时浓度显示值会逐渐上升到 5.0%。如果需要，可以请专业人员检验并校正该浓度值的准确性。

5. 腔体内部可以悬挂一支高精度的温度计，检测温度值是否准确，如果偏差过大，可以请专业人员校正，方法与浓度校正方法类似。

CO_2 零点校正一般建议两个月一次；长时间不用时，初次开机时要进行零点校正。浓度值校正建议一年进行一次。

（四）注意风机维护

腔内的循环风扇的转动可以确保腔内温度和浓度的均一性。如果发现风机不转、转速明显变慢或有异常声音，要及时通知专业人员维修更换。

（五）定期检查减压阀

要定期请专业人员检查减压阀和气路是否漏气，避免造成钢瓶内 CO_2 的不必要流失。过于陈旧的减压阀要及时淘汰更新。

开启减压阀时注意：一定要先关闭低压端（逆时针旋转直到感觉手柄已经很松动才行），再完全开启高压端，此时高压表指针指示钢瓶内气压，指针应该指示绿色区域（5 ~ 11 MPa）。如果指示过低，要及时换气。这时可以缓缓开启低压端阀门（顺时针旋转），直到低压端指针指示 0.1 MPa 即可。

（六）经常检查水套内水位

很多 CO_2 培养箱是水套式的，水套内部要有足够的水位才能保证腔内温度的均一性。大部分培养箱的电路设计有水位报警，使用人员要经常注意是否缺水，及时补充蒸馏水。

二、常见故障排除

（一）温度和浓度同时偏高

故障原因：风扇不转。此类故障大多是风扇不能转动，导致气体不能够均匀分布，从而使温度值和浓度值同时显示偏高。

由于风扇电机大多装在箱体保温层的狭小空间内，散热条件相对恶劣，时间久了，电机发热导致轴承缺油润滑不好，轻者电机转动噪声大，重者启动困难，甚至卡死不能转动。

解决方法：修复电机或更换新电机。

（二）CO_2 浓度控制不住，到了设定值依然进气

故障原因：电磁阀坏。

解决方法：请专业人员更换电磁阀。

（三）不进气，CO_2 浓度值不上升

1. 故障原因：气源未打开。

解决方法：打开钢瓶气源阀门，调节减压阀给培养箱供气。

2. 故障原因：电磁阀坏，无法通气。

解决方法：请专业人员更换电磁阀。

3. 故障原因：电路板故障，导致电磁阀线圈未通电。

解决方法：请专业人员检修电路板。

（四）漏气，钢瓶内气体消耗过快

1. 故障原因：气路有漏气。

检测方法：将 CO_2 浓度值设定为 0.0，以便让电磁阀关闭，调节减压阀，将管路内压力憋至 0.1 MPa，再逆时针关闭减压阀，观察低压表指针的下降速度，如果很长时间内（30 分钟）指针不下降，说明管路气密性很好；如果指针下降很快，说明供气管路有漏气。

解决方法：请专业人员检查漏点。

2. 故障原因：减压阀漏气。

检测方法：关闭减压阀（逆时针关闭），打开钢瓶阀门，高压表指示钢瓶压力，再关闭钢瓶阀门，观察高压表指针下降快慢。如果很快指针下降，说明减压阀有漏气。

解决办法：更换减压阀。

第十章
PCR 基因扩增仪

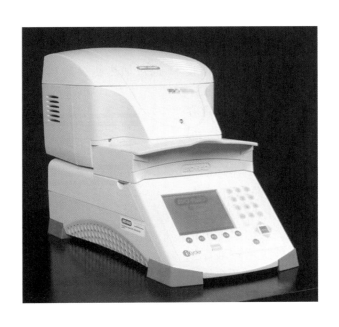

聚合酶链反应（polymerase chain reaction，PCR）是自 20 世纪 80 年代诞生的一种体外 DNA 扩增技术，目前已成为现代分子生物学研究不可缺少的实验技术之一。PCR 技术推动了现代医学由细胞水平向分子水平、基因水平的发展，是生物医学的一项革命性创举，也是现代分子生物学发展道路上的一个里程碑。1988 年，世界上第一台 PCR 基因扩增仪（PCR gene amplifier，简称 PCR 仪）被推出，此后，随着 PCR 技术的广泛应用，各种相关检测设备也不断研制推出，PCR 是这类设备的核心。PCR 仪不断发展和完善，为 PCR 技术的广泛应用提供了有力的技术保障，从发展趋势看，实时荧光定量 PCR 仪正以其特异性强、灵敏度高、重复性好、定量准确、速度快、全封闭反应等优点成为分子生物学研究中的重要工具。

本章主要介绍 PCR 仪的工作原理与结构、使用方法及使用注意事项、日常维护及常见故障排除、计量测试校准等。

第一节　结构原理简介

一、PCR 技术的原理

1971 年，Kleppe 等人首次阐述了 PCR 方法，现在发展的 PCR 技术是由美国的 Kary Mullis 等人发明的。PCR 技术的本质是核酸扩增技术，通过加热使双链 DNA 解开螺旋，在退火温度条件下引物同模板 DNA 杂交，在 Taq DNA 聚合酶、dNTPs、Mg^{2+} 和合适 pH 缓冲液存在条件下延伸引物，重复"变性（denature）—退火（anneal）—引物（primer）—延伸（extension）"过程至 25~40 个循环，每一循环的产物作为下一个循环的模板。如果循环次数是 30 次，那么新生 DNA 片段理论上达到 2^{30} 拷贝（约为 10^9 个分子），呈指数级扩大待测样本中的核酸拷贝数，达到体外扩增核酸序列的目的（图 10 - 1）。PCR 技术的意义在于突破了核酸检测的下限，使我们可以在体外对目的核酸进行大量复制，从而得以检测低拷贝数的样本。PCR 技术的特异性取决于引物与模板结合的特异性。PCR 的基本反应包括以 DNA 为模板的反应和以 mRNA 为模板的反应。

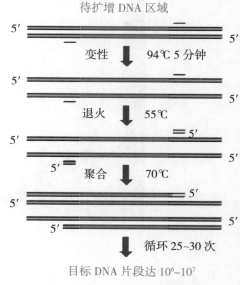

待扩增 DNA 区域

变性　94℃ 5 分钟

退火　55℃

聚合　70℃

循环 25~30 次

目标 DNA 片段达 10^6~10^7

图 10 - 1　PCR 基本原理示意图

二、PCR 仪的原理

PCR 仪是利用 PCR 技术对特定基因做体外的大量合成,用于以检测 DNA/RNA 为目的的各种基因分析的专用工具。PCR 仪通过程序控制,精确实现 PCR 反应中每个循环三个基本反应:①模板 DNA 的变性:模板 DNA 经加热至 94℃ 左右一定时间后,使模板 DNA 双链或经 PCR 扩增形成的双链 DNA 产物解离,使之成为单链,以便它与引物结合,为下轮反应作准备;②模板 DNA 与引物的退火(复性):模板 DNA 经加热变性成单链后,温度降至 55℃ 左右,引物与模板 DNA 单链的互补序列配对结合;③引物的延伸:温度升到 72℃ 左右,DNA 模板 – 引物结合物在 Taq DNA 聚合酶的作用下,以 dNTP 为反应原料,靶序列为模板,按碱基配对与半保留复制原理,合成一条新的与模板 DNA 链互补的半保留复制链。PCR 仪的工作关键是温度控制,且随着电子技术和计算机技术的发展,经过不断地改进和完善,PCR 仪已经越来越智能化。

三、PCR 仪的基本结构

目前,国内外已有多种品牌的 PCR 仪,这些仪器总体上可分为:热盖、样品承载装置、输入输出模块、微处理控制模块和电源模块五个主要部分,对于定量 PCR 仪还包括计算机软硬件系统。当前实验室常用的 PCR 仪均实现智能控制,其自动化程度和数据处理功能均能满足现代生物实验室要求。例如,国产东胜龙全自动 PCR 仪,采用半导体加热和制冷,配有加热盖板,温度控制准确,升温、降温速率快,且管槽间的温度均一性较高;备有温度校验仪,还可随时检查孔内温度情况,避免失误操作;自动化程度高,所编程序随时存储,并可随时调用,也可对所编程序进行打印,作为撰写论文最为方便和最可靠的原始条件,并可随时观察比较,其基本结构图 10 – 2。

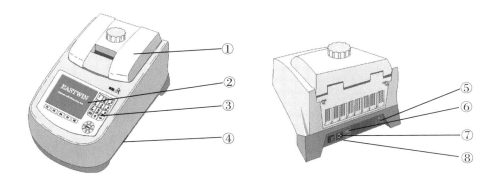

图 10 – 2　PCR 仪基本结构
①模块;②液晶显示屏;③操作键盘;④通风孔;⑤熔断器座;⑥RS232 接口;⑦电源插座;⑧电源开关

第二节 ‖ 使用方法与注意事项

　　PCR 仪可以分成普通 PCR 仪和实时荧光定量 PCR 仪两大类。普通 PCR 仪即通常所说的定性 PCR 仪，从中又可衍生出带梯度 PCR 功能的梯度 PCR 仪以及带原位扩增功能的原位 PCR 仪。

一、PCR 仪的使用方法

　　普通 PCR 仪的操作非常简便，接通电源，仪器自检，设置温度程序或调出储存的程序运行即可。定量 PCR 仪的操作和普通 PCR 仪基本相同，一般来说，先打开 PCR 仪电源，再打开相连电脑中的相应软件，分别设置温度程序、采集通道，并可根据不同仪器的要求进行一些特殊设置，在仪器中放好 PCR 管，盖好仪器，运行设置好的反应程序。仪器工作过程中不要试图打开机器，以免损坏仪器。某些类型仪器在反应过程中可以在软件中对样品参数进行编辑，反应结束后分析结果。关机时通常先关软件，再关 PCR 仪，最后关电脑。

二、PCR 仪的使用注意事项

　　1. 合理分隔实验室。将样品的处理、配制 PCR 反应液、PCR 循环扩增及 PCR 产物的鉴定等步骤分区或分室进行，特别注意样本处理及 PCR 产物的鉴定应与其他步骤严格分开，最好能划分：①标本处理区；②PCR 反应液制备区；③PCR 循环扩增区；④PCR 产物鉴定区。实验用品及吸样枪必须专用，实验前应将实验室用紫外线消毒以破坏残留的 DNA 或 RNA。

　　2. 吸样枪：吸样枪污染是一个值得注意的问题，由于操作时不慎将样品或模板核酸吸入枪内或粘上枪头是一个严重的污染源，因而加样或吸取模板核酸时要十分小心，吸样要慢，吸样时尽量一次性完成，忌多次抽吸，以免交叉污染或产生气溶胶污染。

　　3. 预混合分装 PCR 试剂。所有的 PCR 试剂都应小量分装，如有可能，PCR 反应液应预先配制好，然后小量分装，－20℃保存，减少重复加样次数，避免污染机会。另外，PCR 试剂，PCR 反应液应与样品及 PCR 产物分开保存，不应放于同一冰盒或同一冰箱。

　　4. 防止操作人员污染。手套、吸头、小离心管应一次性使用。

　　5. 设立适当的阳性对照和阴性对照。阳性对照以能出现扩增条带的最低量的标准病原体核酸为宜，并注意交叉污染的可能性，每次反应都应有一管不加模板的试剂对照及相应不含有被扩增核酸的样品作阴性对照。

　　6. 减少 PCR 循环次数。只要 PCR 产物达到检测水平就适可而止。

　　7. 选择质量好的样品管。为避免样本外溢及外来核酸的进入，打开离心管前应先进行离心操作，将管壁及管盖上的液体甩至管底部。开管动作要轻，以防管内液体溅出。

　　8. 长时间不使用仪器时，应拔下电源插头，并用防尘布遮盖仪器，以防止灰尘进入。如果环境相对潮湿，可在仪器通风口处放置袋装干燥剂，以防止电路焊点氧化造成接触不良等故障。

9. 不要用有机溶剂(如乙醇等)擦洗仪器表面,用较中和的清洗液擦拭清除污渍。

10. 根据仪器使用频率、周期以及使用环境等实际情况,定期为模块做维护清理工作。

第三节 日常维护与常见故障排除

一、PCR 仪日常维护

PCR 仪的指标与基本计量要素密切相关,要求较高,一旦失控,仪器将不能正常工作,所以 PCR 仪器也需要定期检测和维护。

(一)PCR 仪日常维护基本原则

1. PCR 仪需要定期检测,一般至少半年一次。

2. PCR 反应的要求温度与实际分布的反应温度是不一致的,当检测发现各孔平均温度差偏离设置温度大于 $1\sim2℃$ 时,应运用温度修正法纠正 PCR 实际反应温度差。

3. PCR 反应过程的关键是升、降温过程的时间控制,要求越短越好。当 PCR 仪的降温过程超过 60 秒,就应该检查仪器的制冷系统,尤其要彻底地清理反应底座的灰尘。

4. 一般情况如能采用温度修正法纠正仪器的温度时,不要轻易打开或调整仪器的电子控制部件,必要时要请专业人员维护。

(二)PCR 仪日常维护方法

1. 样品池的清洗

打开盖子,用95%乙醇或10%清洗液浸泡样品池 5 分钟,然后清洗被污染的孔;用微量移液器吸取液体,用棉签吸干剩余液体;打开 PCR 仪,设定保持温度为 50℃ 的 PCR 程序并使之运行,让残余液体挥发去除,一般 $5\sim10$ 分钟即可完成。

2. 热盖的清洗

对于荧光定量 PCR 仪,当有荧光污染出现,而且这一污染并非来自样品池时,或当有污染或残迹物影响到热盖的松紧时,需要用压缩空气或纯水清洗垫盖底面,确保样品池孔干净,无污物阻挡光路。

3. 仪器外表面的清洗

清洗仪器的外表面可以除去灰尘和油脂,但达不到消毒的效果。选择没有腐蚀性的清洗剂对 PCR 仪的外表面进行清洗。

4. 更换保险丝

先将 PCR 仪关机,拔去插头,打开电源插口旁边的保险盒,换上备用的保险丝,观察是否恢复正常。

二、PCR 仪常见故障排除

以东胜龙 EDC－810 为例,详细介绍普通 PCR 仪常见故障及其排除方法。

1. 打开电源开关后显示屏不亮,也未听见"嘟嘟"两声:电源未接通,检测电源并接通;熔断器烧毁,更换熔断器(250 V 5 A Φ5 ×20);开关损坏,更换开关等。

2. 打开电源开关后,听见"嘟嘟"两声,随后显示屏显示"please insert block!",并有"嘟…"的报警声:模块与主机连接插头松开,断电后拉出模块重新推入,再次开机。

3. 文件运行过程中显示屏出现"please check error",并提示以下任意一项:"temperature sensor 1/2/3 disconnect":模块传感器损坏或接触不良,断电后拉出模块重新推入,再次开机。

4. 程序运行过程中显示屏出现"please check error",并提示"heat sink sensor disconnect":散热器传感器损坏或接触不良,断电后拉出模块重新推入,再次开机。

5. 文件运行过程中显示屏出现"please check error",并提示"hotlid sensor disconnect":热盖传感器损坏或接触不良,断电后拉出模块重新推入,再次开机。

6. 模块升温速度明显变化或控温不准:通风孔被阻塞,清理通风孔;连接线松动,打开外壳,检查连接线,如有松动则拧紧接线端的螺钉;制冷片损坏,与维修工程师联系。

7. 模块的降温速度变慢或无法降到室温以下:环境温度或湿度太高,超过仪器使用条件,请妥善调整环境温度和湿度;制冷片损坏、风机损坏或不运转,与维修工程师联系。

8. 模块既不加热也不制冷:温度传感器损坏或制冷片损坏,与维修工程师联系。

9. 热盖无法加热:在系统参数设置界面中热盖状态设置为"off",将热盖状态设置为某一温度值;文件编辑界面中的控温时间设置为"－－:－－",以致热盖自动关闭,将控温时间设置为数字形式;接插件松动、热盖中加热元件损坏或热盖中温度传感器损坏,与维修工程师联系。

10. 屏幕显示异常字符:芯片接触不良或芯片损坏,与维修工程师联系。

11. 面板按键不起作用:薄膜开关损坏,与维修工程师联系。

12. 反应管内试剂蒸发:未设置热盖温度,热盖设置为"off",请参阅说明书《如何设置系统参数》设置热盖温度;反应管放置不均匀,调整反应管孔位,尽量保证对称摆放;反应管盖合不严密,将反应管盖合严密后放入仪器。

13. 系统参数设置无效:系统参数设置后未按"save"键确认,系统参数设置后按"save"键确认。

14. RS232 接口线测试失败:RS232 接口线松脱,关闭仪器和升级软件后,重新接插 RS232 接口线;计算机端 COM1 串口设置错误,检查计算机的"COM1"接口设置是否正确。

三、定量 PCR 仪出现下列问题时相应的排除方法

1. 荧光染料污染样品孔:请工程师清洁样品孔。

2. PCR 管融化:可能是温度传感器出问题或是热盖出问题,需工程师检修。

3. 个别孔扩增效率差异很大:半导体加热的仪器使用久了就可能出现这个故障,可能的原因是半导体模块出现坏点,需工程师检修。

4. 荧光强度减弱或不稳定:原因有滤光片发霉或有水汽等,需工程师检修;或光源损耗(以卤钨灯为光源的),需更换光源;或需调节检测元件灵敏度,也需工程师调试。

5. 仪器工作时出现噪声:可能的原因是 PCR 管没有放好,可自行检查;或风扇松动,需工程师检修。

6. 仪器采集荧光时有不正常的噪声:某些光纤传导信号的定量 PCR 仪可能出现这一问

题,需工程师检修或更换配件。

7. 机器搬动后不能正常工作或不能正常采集荧光信号:对于某些光路系统复杂的仪器,应尽量避免自行搬动仪器,出现这种情况后需工程师重新调试。

第十一章
电热恒温干燥箱

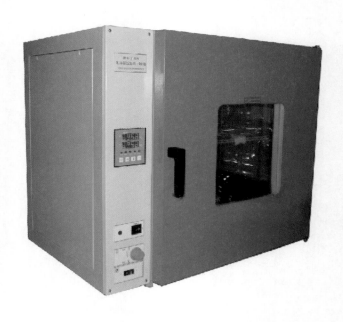

<table>
<tr><td>第一节</td><td>结构原理简介</td></tr>
</table>

第一节　结构原理简介

干燥箱是以电阻丝为发热元件,对物体进行隔层加热的电热设备,用于干燥物品或干热灭菌,其恒温调节范围:室温 +5 ~ 300℃。

一、干燥箱的分类

干燥箱可分为普通式和鼓风式两种。后者在箱内装有一个电风扇,用以加快热空气的对流,使箱内温度均匀,同时使箱内物品蒸发的水蒸气加速散逸到箱外的空气中,以提高干燥效率。

二、干燥箱的结构

干燥箱又叫烤箱或烘箱,主要由箱体、电热系统和温度控制系统三部分组成,老式干燥箱的结构如图 11 - 1 所示。新式干燥箱在此基础上增加了温度显示器及温度控制器。

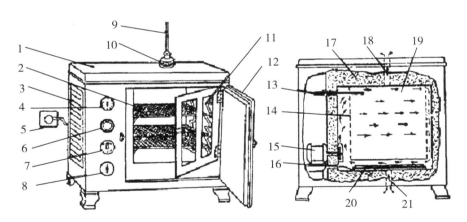

图 11 - 1　电热恒温干燥箱结构示意图

1. 箱壳;2. 网状搁架;3. 侧室门;4. 温度控制器调节旋钮;5. 电源插座;6. 指示灯;7. 鼓风机开关;
8. 转换开关;9. 温度计;10. 可调式排气窗;11. 玻璃门;12. 隔热保温门;13. 差棒式温度控制器;
14. 内层铁板;15. 鼓风机;16. 电线孔;17. 绝热材料(玻璃纤维或石棉板);18. 排气孔;19. 恒温室;
20. 电热丝;21. 排气孔

(一)箱体

干燥箱箱体一般有保温夹层,内部为工作室,装有搁板;箱顶有排气孔及温度计插孔,箱底有进气孔;有内外两道门:内门为玻璃门,外门为金属门;箱体侧部装有控制开关,用来控制温控器、指示灯、鼓风机等。

（二）电热系统

早期干燥箱一般为外漏式电热丝，近年来一般采用风冷式加热管。

（三）温度控制系统

早期有差动棒式温控器、电接式水银温度计温控器；新型干燥箱一般采用电子电路温控器，部分温控器内部有微处理器，可以实现温度 PID 调节，控温精度高，操作简单、显示直观，有各种报警保护装置。

三、控制原理

（一）温度控制系统

早期的电热恒温干燥箱，直接使用差动棒式或螺旋管式温度控制器来进行控温，其最大优点是集设置与控制于一体，简单方便；不足之处是设定和显示温度都不直观，要反复试用才能找出对应关系；再则，其控制电流也不够大，故在电流较大时及近年生产的电热箱中，均采用温度控制电路来进行控温。

增加了温度控制电路后，一是可增加温度控制的灵敏度，二是可以用较小的电流去控制较大的电流；更主要的是，其温度的设置及显示的温度均可用数码管显示，便于观察。

温度控制电路的形式各种各样，但是其工作原理大致相同，图 11 - 2 是其工作原理方框图。

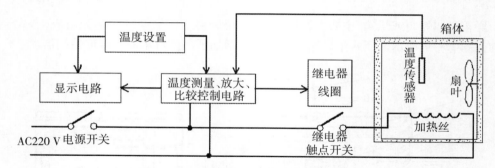

图 11 - 2　电热恒温干燥箱温度控制原理方框图

温度控制电路通常由温度设定装置、温度传感器、放大器、继电器及显示器等组成。温度设定电路用来设置需要加热的温度；温度传感器用来感测电热箱中的温度；继电器是一个利用电磁原理工作的电子元件，它主要由缠绕在电磁铁上的线圈（包）及能耐大电流的接点组成（接点可以是一组，也可以是多组）。当线包通电时，电磁铁产生磁性，继电器的接点被电磁铁吸合，不通电时，两个接点开路；显示器可以是一个，也可以是两个，用两个显示器时，一个用来显示所设置的温度，另一个用来显示恒温箱内的温度。

整个温度控制电路的工作过程为：当传感器感测到的温度低于温度设定电路设置的温度时，放大器饱和导通，继电器线圈带电，其触点开关吸合，给电热箱加热；反之，当传感器感测的温度和温度设置电路设置的温度相同时，放大器截止，继电器线圈中无电流通过，其接点断开，停止加热。早期电热箱所用的放大器多为电子管或晶体管，近期的多为集成电路。

放大电路的另一个作用是与显示器配合，将设置的温度及加热箱内的温度实时地显示出来。

（二）空气对流系统

如图 11 - 1 和图 11 - 2 所示，风机配合相应的风道，组成空气对流系统，以利于箱内温度的均匀和箱内水蒸气的挥发,加快干燥进程。

鼓风机的位置有以下几种:

1. 底部左侧

早期的干燥箱大多采用这种方式,加热丝也放置于箱体底部,这种干燥箱加热丝可以干烧,所以可以不开风机使用。

2. 底部中央

加热管盘于风机扇叶周围,不可以干烧,所以风机要始终处于开启状态。

3. 后侧中央

加热管也是盘于风机扇叶周围,不可以干烧,所以这种形式的风机也要始终保持开启。

第二节　使用方法与注意事项

一、使用方法

1. 根据说明书配备合适电源,要求供电电源插座的地线要可靠接地。
3. 打开箱门,将物品放入箱内搁板上,关好箱门。
3. 打开电源,温度控制器显示箱内温度,打开鼓风机。
4. 设置好所需温度值,打开加热开关,加热指示灯亮,干燥箱开始工作。
5. 当温度值升到所设置温度后,加热指示灯灭,保温指示灯亮。
6. 工作完毕,将加热开关、鼓风机开关和电源开关依次关闭。
7. 待箱内温度降至60℃以下时,开启箱门,取出物品。

二、使用注意事项

1. 干燥箱应放在室内干燥处、水平放置,防止震动和腐蚀。
2. 干燥箱放置处要通风良好,四面离墙体距离要有30 cm以上;周围不要放置冰箱、冷柜、冷冻干燥机等制冷设备。
3. 干燥箱使用前要检查电压,较小的烘箱所需电压为220 V,较大的烘箱所需电压为380 V(三相四线),根据烘箱耗电功率安装足够容量的电源插座。
4. 由于干燥箱为大功率电器设备,不要与其他大功率设备共用插线板。
5. 在加热和恒温的过程中必须将鼓风机开启,否则影响工作室温度的均匀性,并且可能损坏加热元件。
6. 烘焙的物品排列不能太密;干燥箱底部(散热板)上不可放物品,以免影响热风循环;禁止烘焙易燃、易爆物品及有挥发性和有腐蚀性的物品。
7. 烘焙完毕后先切断电源,待箱内温度降至60℃以下时方可打开工作室门,切记不能直接用手接触烘焙的物品,要用专用的工具或戴隔热手套取放,以免烫伤。

8. 干燥箱工作室内要保持干净。

9. 为防止温度控制失灵,人员离开实验室时,要切断电源。

第三节 日常维护与常见故障排除

一、日常维护

1. 经常检查电源插座是否接触良好,有无发热、虚接现象;供电电源线老化后要及时更换。

2. 箱内每日保持清洁,使用完毕及时清理;长期不用应该盖好箱门。

3. 注意鼓风电机的日常维护。当电机运转声音变大时要及时加注润滑油,或更换电机轴承,同时注意电机自身的散热。

4. 发现温控失灵现象时,要及时维修或更换温控仪,防止造成事故。

二、常见故障排除

(一)不加热

1. 加热丝断:更换加热丝。

2. 温控仪坏:维修或更换温控仪。

3. 定时时间到:有些厂家的温控仪带有时间定时功能,定时到后,加热停止,需要用户特别注意。

(二)温度一直上升,控制不住

1. 温控仪坏:维修或更换温控仪。

2. 鼓风机不转动,导致内部温度不均匀:维修或更换鼓风电机。

(三)有烧焦的味道

1. 有异物掉落到底部加热丝附近:打开底部盖板,清理异物。

2. 电路有烧焦损坏的器件:请专业人员维修更换。

(四)打开电源跳闸

1. 加热丝短路或通壳:更换加热丝。

2. 电路其他部位短路或绝缘不好:请专业人员维修。

(五)有异常响声

1. 鼓风机转动不灵活或者锈死:加润滑油或更换轴承,严重时更换电机。

2. 鼓风机扇叶磨蹭其他部位:调整扇叶。

(六)温度显示异常

1. 温度传感器坏:更换。

2. 温度控制器坏:维修或更换。

第十二章
低温冰箱

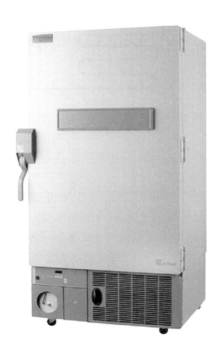

<table>
<tr><td>**第一节**</td><td>结构原理简介</td></tr>
</table>

一、普通电冰箱的制冷工作原理

图 12 – 1 为普通电冰箱的制冷系统基本结构。

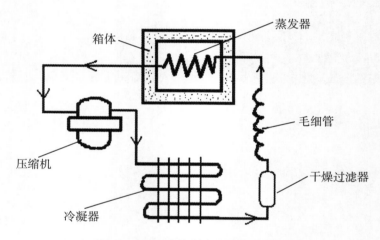

图 12 – 1　电冰箱制冷系统基本结构

目前我国民用电冰箱绝大多数是压缩式电冰箱。其制冷系统由压缩机、冷凝器、干燥过滤器、毛细管、蒸发器等首尾连接组成。

压缩机将低温低压的气态制冷剂吸入气缸,经压缩机压缩,变成高温高压气态制冷剂,并排到冷凝器内;在冷凝器内,高温高压的气态制冷剂与温度较低的环境进行热交换,制冷剂温度降低并冷凝为液体,热量散发到了周围空气中;液体制冷剂通过过滤器送毛细管节流,降低压力后进入蒸发器,在蒸发器内突然膨胀,吸热气化,温度急剧降低,然后再次被吸回压缩机,重新压缩。蒸发器吸收了箱体冷冻室的热量,如此周而复始,不断循环,使电冰箱内温度降低。

二、低温冰箱的制冷工作原理

低温冰箱一般有卧式和立式两种箱体。内箱体一般分为多个承物层,每层均设计有可独立开关的内门。外箱体一般由五块冷轧钢板相互直接拼接而成。箱体内外各有 60 mm 和 80 mm 的聚亚氨脂泡沫材料构成。自动调温器为铂电阻传感器,用于对温度的精确控制。制冷剂现在一般采用环保型制冷剂,以符合环保要求(图 12 – 2)。

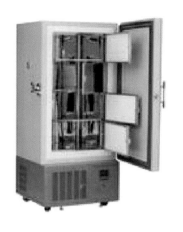

图 12 - 2　立式低温冰箱

低温冰箱基本采用复叠式制冷。如图 12 - 3 所示，复叠式制冷机组通常由高温、低温两部分组成。高温部分使用中温制冷剂，低温部分使用低温制冷剂，每一部分都是一个完整的单级或双级压缩制冷系统。高温部分系统中制冷剂的蒸发使低温部分系统中制冷剂冷凝，只有低温部分系统的制冷剂在蒸发时才制取冷量，高温部分和低温部分用一个冷凝蒸发器联系起来，它既是高温部分的蒸发器，又是低温部分的冷凝器。低温级蒸发器的紫铜管以盘管形式直接盘附于内箱体外侧，并用导热胶泥填堵于盘管与箱壁之间的缝隙中，以增强热交换效果。

低温级系统中还加配有气热交换器，可使从蒸发器出来的低压气体同进入冷凝蒸发器前的高压气体进行热交换，这样不但减少了冷凝蒸发器的热负荷，而且充分利用了热量。过滤器多采用除蜡型过滤器，其目的是有效去除冷冻油中的石蜡，以降低系统"油堵"的可能性。

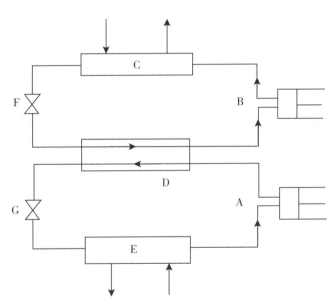

图 12 - 3　复叠式制冷循环系统原理示意图
低温部分：A. 压缩机；D. 冷凝器；G. 节流阀；E. 蒸发器
高温部分：B. 压缩机；C. 冷凝器；D. 蒸发器；F. 节流阀

此外，低温冰箱根据不同的使用用途还可以选配一些附件：①温度记录仪，便于永久记录运行参数；②二氧化碳备用系统，用于特殊情况下，保证保存环境的气体保持正常状态；③电压增压器，可保证压缩机在低压状态下正常工作。

接通电源时，当面板显示温度比设定的温度高时，第一级压缩机首先启动，第一级制冷系统开始工作,使得第二级制冷系统的冷凝器温度下降,即第二级的制冷剂温度下降,经几分钟的延时后,第二级制冷系统也开始工作,它的蒸发器在冰箱内壁,这可使冰箱内部温度下降很快,它的冷凝器放出的热量全部由第一级制冷系统的蒸发器吸收,第一级冷凝器放出的热量则散入空气中。

当冰箱内部温度达到设定温度后,感温探头把信息传出,控制继电器失电断开,两级制冷系统全部停止工作;当冰箱内温度再次升高,超出设定的温度时,冰箱再次重复上述运作过程,从而使冰箱内温度始终保持在设定的温度左右。

第二节　使用方法与注意事项

一、低温冰箱的使用方法

1. 首次安装,必须静置冰箱至少 24 小时以上才能通电。

2. 空箱不放入物品,通电开机,分阶段使冰箱先降温至 -40℃,正常开停后再降到 -60℃,正常开停 8 小时后再调到 -80℃,观察冰箱有正常开停 24 小时以上,证明冰箱能正常工作。

3. 确认冰箱正常后,可以设置所需要的保存温度。

4. 设置高温报警温度,一般高于保存温度 10℃ 以上。

5. 设置低温报警温度。

6. 禁止。所有低温保存箱均为保存设备,严禁一次性放入过多相对太热的物品,会造成压缩机长时间不停机,温度不下降且很容易烧毁压缩机;物品一定要分批放入,分阶梯温度降温,直至所需要的低温!

二、低温冰箱使用注意事项

1. 落地四脚平稳、水平,四周离墙面距离至少 30 cm 以上。

2. 供电电压 220 V(AC)要稳定,供电电流要保证至少在 15 A(AC)以上。经常检查电源插头是否接触良好,有无发热现象。

3. 当发生停电事故时,必须关闭冰箱后面的电源开关和电池开关;恢复正常供电时,先把冰箱后面的电源开关打开,再打开电池开关。

4. 注意散热对冰箱非常重要,要保持室内通风和良好的散热环境,环境温度不能超过30℃。

5. 存取样品时门开得不要过大,存取时间尽量缩短。

6. 需经常存取的样品请放在上面二层,需要长期保存而不经常存取的样品请放在下面二层,这样可保证开门时冷气不过度损耗,温度不会上升太快。

7. 注意过滤网每个月必须清洗一次(先用吸尘器吸一下,吸好后用水冲洗,最后晾干复位),内部冷凝器必须每隔两个月用吸尘器吸除上面的灰尘。

8. 不要在门上锁的情况下用力去开门,避免门锁被撞坏。

9. 要除霜只能切断冰箱电源并且把门打开,当冰和霜开始融化时必须在冰箱内每一层放上干净和易吸水的布把水吸收且擦干净。

10. 不要和其他冰箱、冷柜、烤箱、冷冻干燥机等散热大的设备放在一起使用。很多实验室由于房间紧张,将很多冰箱、冷柜、烤箱等一字排开紧紧贴于走廊之侧,这样既不利于通风散热,又无法留出足够空间便于日常清扫、维护,应重新布局。

第三节　日常维护与常见故障排除

一、日常维护

(一)注意通风散热

保持室内良好的散热环境,室温不能超过 30℃;夏季实验室温度高时,要打开空调,确保环境温度在 30℃以下(最好在 28℃以下),以利于延长压缩机的使用寿命。

(二)定期清理散热器上的灰尘

散热器里侧有散热风机,可以将外部冷空气吸入,有利于散热器和压缩机散热。一段时间后,散热器的表面和空隙中会积攒很多灰尘杂物,影响通风散热,严重的可以导致压缩机损坏。特别是夏季到来之际,很多低温冰箱报警,都是此故。具体清理方法如下:

1. 拆开散热器挡板。可以参考说明书或在专业人员指导下进行。

2. 可以用略带潮湿的软布,将表面灰尘擦拭干净;如果看到散热器的空隙内灰尘依然很多,可以用强力吹风机对着散热器吹风,将灰尘吹出;未配置强力吹风机的实验室可以借用开启氮气瓶释放的高压气流来吹散热器,也可达到预期效果。

3. 很多散热器挡板内装有空气过滤网,可以将其抽出,在自来水龙头下冲洗干净,自然晾干后装入原位。

4. 低温冰箱的底部和周围要经常清扫。很多实验室的冰箱只要不出故障就很少挪动,保洁人员也不愿或不便主动清扫,造成冰箱底部垃圾成堆,影响通风散热,也容易造成杂物堵塞散热器。

二、常见故障排除

低温冰箱虽然制冷系统和控制电路都比较复杂,但常见故障主要是循环系统和电路部分故障,下面简要介绍几种常见故障及其排除办法。

(一)接通电源后,总电源的空气开关自动断开

排除方法:检查第一级制冷系统的压缩机是否损坏,若损坏则会造成短路,引起电源保护。

(二)箱内温度未达到设定温度就已经停止工作

排除方法:需要更换检测温度的热敏电阻。若没有原厂配件,可重新安装一套温度控制系统,即可消除故障。

（三）冰箱制冷效果降低，人触摸箱体金属部分有电击感觉

排除方法：请专业人员解决。

（四）冰箱冷却不充分

针对下列现象逐一解决：检查蒸发器表面是否有冰霜；冰箱门是否开关过频；冰箱背部是否接触墙面；是否放入过多物品。

（五）冰箱噪音过大

检查底板是否坚固、冰箱是否稳固、是否有物件接触到冰箱背部。根据不同原因，采取相应措施，即可降低冰箱噪音。

如果制冷效果差、冰箱不停机、散热管不热、蒸发器有很小气流声，这些是因为慢渗漏造成制冷剂严重缺损的缘故。在实际使用过程中，还会遇到许多其他问题，需要不断地积累经验方可排除障碍，使得超低温冰箱达到最佳的工作状态。

第十三章
原子荧光光度计

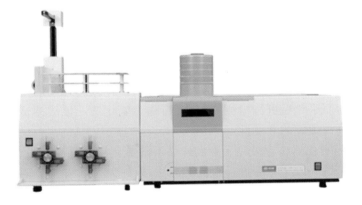

第一节 结构原理简介

一、基本构成

原子荧光光度计由以下几部分组成:光源、蒸汽发生系统(断续流动和自动进样)、原子化系统、检测系统等。

二、原理及分类

(一)工作原理

利用硼氢化钾或硼氢化钠作为还原剂,将样品溶液中的待分析元素还原为挥发性共价气态氢化物(或原子蒸汽),然后借助载气将其导入原子化器,在氩－氢火焰中原子化而形成基态原子。基态原子吸收光源的能量而变成激发态,激发态原子在去活化过程中将吸收的能量以荧光的形式释放出来,此荧光信号的强弱与样品中待测元素的含量成线性关系,因此通过测量荧光强度就可以确定样品中被测元素的含量。

(二)分类

1. 从方法上分

可分为氢化法原子荧光光谱仪与火焰法原子荧光光谱仪。

(1)氢化法:通过氢化物发生(或蒸汽发生)的方式将含被测元素的气态组分传输至原子化器并在氩氢火焰中原子化后进行检测的方法,简称为氢化法。该法测试的元素种类虽少但灵敏度高,干扰少,具有很好的专属性。

(2)火焰法:利用雾化器将含被测元素的样品溶液雾化形成气溶胶后,与燃气混合传输至原子化器并在燃气火焰中原子化后进行检测的方法,简称为火焰法。

2. 从进样方式上分

可分为传统进样方式与连续流动进样方式。

(1)传统进样方式:被测样品溶液进入样品管后,通过载流(空白)将样品带入氢化物发生器的方式称为断续进样,包括间歇进样和顺序注射。此种进样方式是由手动进样方式改进而成的自动进样方式。

(2)连续流动进样方式:被测样品溶液直接进入氢化物发生器的方式称为连续流动进样方式。此种进样方式克服了传统进样方式测试速度缓慢和测试稳定性较差的缺点。

第二节 使用方法与注意事项

一、使用方法

下面以海光 AFS 系列为例,介绍一下原子荧光光度计的正确使用方法。

(一)正常工作状态

1. 开机状态

当打开电源时,仪器面板前的指示灯亮,空心阴极灯能够自动点亮,此时灯电流是本底预热电流,而不是实际工作电流。注意:汞灯不易启辉,可用激发器在灯的外壁激发来点亮。

2. 联机和自检

当仪器电源打开后,进行"气路自检""空心阴极灯和检测电路自检"。

3. 进样系统

先手动将进样器按下,然后打开进样系统的电源,这时自动进样系统的进样臂应自动抬起并回到载流槽位置。当仪器工作时,能够看见载流和还原剂流进反应块,在反应块出口处剧烈反应并产生气泡。

4. 气路系统

打开氩气钢瓶总开关,并调整压力表出口压力在 $0.2 \sim 0.3$ MPa(建议 0.25 MPa),仪器内部稳压表设定压力为 0.2 MPa。只有压力大于 0.2 MPa,才能够进行测量,压力不够时软件会提示无载气,压力太大会导致气流速度太大,导致火焰抖动。

(二)仪器最佳条件的选择

1. 灯电流的选择

一般用推荐值或默认值即可。

2. 负高压的选择

一般推荐在 300 V 左右,总调整范围是 $200 \sim 500$ V。实际操作中,根据不同元素灵敏度的高低可以改变负高压,例如硒元素灵敏度较低,一般需要加大高压。

3. 载气流量的选择

一般使用推荐值,若是使用多年的仪器,由于气路可能堵塞,可适当加大载气流量。

4. 屏蔽气的选择

一般用推荐值。

5. 原子化器高度的选择

一般选用推荐值。做 Hg 时,一般调整在 10 mm 左右。

6. 泵转速和进样量的选择

推荐条件下,每次的进样量 1.2 ml 左右。

7. 读数时间和进样时间的选择

读数时间是指具体的信号有效测量时间,在该时间内进行信号采集,读数时间一般大于进样时间,便于把有效信号都采集在内,读数时间过长会导致过多采集空白信号,可根据峰型和样品含量选择合适的泵转时间、读数和延迟时间。

二、使用注意事项

1. 测量前一定要打开氩气,并调整好压力。

2. 一定注意各泵管无泄漏,定期向泵管和压块间滴加硅油,防止磨漏。

3. 测量时在气液分离器中不要有积液,以防溶液进入原子化器。

4. 开机顺序。应先打开计算机电源,待初始化完成后,在双击原子荧光操作软件的同时(间隔不要太长)打开仪器的电源,间隔时间太长可能造成计算机与仪器主机通讯中断。

5. 仪器测试结束后,最好将还原剂毛细管在载流瓶中清洗几次,防止管路结晶堵塞,然后再都放入去离子水中进行管路清洗。注意,一定要等管路中的液体排空以后再关闭氩气,防止液体回流,最后打开压块,放松泵管,再次测量前最好重新调整压块的松紧。

6. 从自动进样器上取下样品盘,清洗样品管及样品盘,防止样品盘被腐蚀。

7. 载流液及还原剂注意及时更换,不要使用放置时间较长的载流液及还原剂,测量时应现用现配。

8. 更换元素灯时,一定要在主机电源关闭的情况下更换,不得带电插拔灯。安装空心阴极灯时,灯插头凸处一定要同插座的凹处吻合。

9. 元素灯的预热必须是在进行测量时点灯的情况下,才能达到预热稳定的作用。Hg、Sb灯,特别是双阴极灯和新灯,预热时间要长些。

10. 原子化器应在点火状态下,预热一段时间再进行测量,提高稳定性。

第三节 日常维护与常见故障排除

一、日常维护

以海光 AFS 系列为例,介绍一下原子荧光光度计的日常维护需注意的问题,主要阐述如何对易损易耗件进行更换。

(一) 泵管更换

由于泵管使用时间过长就会造成泵管的变形及磨损,所以要进行更换。以反应泵为例,其上压块为两个较宽槽口,安置排废泵管,下面为三个较窄槽口,安置样品或还原剂管。在安装时,应当注意泵头旋转方向,安装压块,将压块上的插口插到泵头上的插柱上,将泵管安装在槽口中,将压块推进泵头,可以旋转固定块上的螺丝以调整压块的松紧(以溶液流动正常为准)。注意安装完泵管后,应该适量滴加硅油润滑,延长使用寿命。安装过程中注意甬管的粗细规格,排废液的两个泵管最粗,载流补充管、采样管均为中粗,还原剂管最细。安装泵管时要考虑泵头转动方向。

（二）点火炉丝的更换

将原子化器的上盖取下,用一字螺丝刀拧松连接炉丝的螺丝,并取出炉丝。更换时将新的炉丝的双脚插入陶瓷片的两个小孔中,把出来的引脚缠在点火炉丝连接柱的固定炉丝上,并将其拧紧。将炉丝套在石英炉芯管口处,装回上盖即可。

（三）进样针的更换

更换时禁止横向用力,如果费力可把臂抬起从底向上安装,进样针的高低以能够吸取到足够的样品为准,最好不要使进样针插在最底部以免挂液。

（四）原子化器的更换

当遇到原子化器损坏或污染时,需要更换原子化器。它主要靠原子化器下面的滚花螺钉固定,先将螺丝松开,把点火炉丝电源线的蓝色插头拔下,再将石英炉芯下的两根硅橡胶管拔下,注意不要损坏石英炉芯。将原子化器从烟囱口处取出。从卸下的原子化器上拧下点火炉丝电源线,并装在新的原子化器上,再将两根硅胶管套回石英炉芯的两条管腿上。注意不要将载气和屏蔽气接反,要在炉子冷却后进行更换。

（五）石英炉芯的更换

将原子化器卸下,拧开上盖的固定螺丝并取下上盖,将夹持套、陶瓷片和炉丝取下。再将炉体的固定螺丝拧开取下炉体,取下石英炉芯固定块,取下石英炉芯。将新的石英炉芯按原位放回,把石英炉芯固定块套在炉芯上,装回炉体,放回加持套、陶瓷片和炉丝,装好上盖。

（六）空心阴极灯的更换

更换阴极灯之前一定要先关闭主机电源,将原灯直接拔下,将要更换的阴极灯灯头上的凸起对准灯槽的缺口部分插进去。注意不要将灯头的针插弯。最好在冷却几分钟后再拔下,防止阴极材料溅射而影响元素灯的寿命。

（七）空心阴极灯的调节

换灯后要重新调整灯位。将调光器插在原子化器上,调整原子化器的高度为 8～9 mm,再把调光器的平面对准要调的元素灯,打开仪器电源,将灯的光斑调到最下面的线与垂直线的交点处。另外一支灯的调节方法同上。双道测量时两个灯的光斑应在炉芯中心重合。测 Hg 时要将高度调为 10 mm。注意:调完后一定要取下调光器。

（八）气液分离器和反应块的更换

气液分离器和反应块使用时间过长会产生堵塞、泄漏或破裂的现象,更换时比较简单,只要卸下与其连接的毛细管和硅胶管,连在新的气液分离器和反应块上即可,二级分离器上如果积液太多时应及时将其倒出。

（九）泵头的更换

泵头滚轴磨损或被酸腐蚀而造成滚轴不能随意转动时,影响进样量,此时更换泵头,用内六角扳手将里端面的内六角固定顶丝拧下,取下泵头,将新的泵头插上,注意要与仪器前面板留有一定的间距,防止泵头摩擦前面板。然后拧紧内六角螺丝,用手转动泵头上的滚轴,应该能够转动,另外应定期加硅油。

二、常见故障及排除方法

（一）串口通讯失败

1. 串口电缆接触不良，检查接口电缆是否连接好。

2. 计算机串口（COM1）错误，可更换一台计算机，安装好软件后进行测试。

3. 软件受到破坏，比如安装性能不好的杀毒软件会破坏荧光仪器软件的运行，另外也可能是受到病毒影响而导致不正常工作，建议计算机要专用。

4. 进入主程序和打开主机电源的间隔太长，最好在进入原子荧光主程序时打开主机电源。

5. 主机内电路故障，主要是单片机最小系统和 RS232 接口芯片。

6. 更换元素灯时未关机而造成内电路板烧坏。

（二）开机后元素灯不亮

1. 灯设有一个本底电流，便于工作时容易点亮，同时也有益于灯的寿命。两道灯都不亮，问题出在灯电源板上，建议请专业工程师修理。

2. 一道灯不亮，可交换灯位，以排除元素灯的故障。若非元素灯的问题，应检查电路问题，建议请专业工程师修理。

（三）开机后元素灯亮，但测量点灯时不亮

电路故障，建议请专业工程师修理。

（四）开机时灯特别亮

电路故障，建议请专业工程师修理。

（五）无信号或信号过低

1. 电路故障：建议请专业工程师修理。

2. 蒸汽发生系统故障：若电路没问题，则应考虑进样系统故障。首先应检查进样管和还原剂管有无堵塞，再检查双泵上的泵管是否老化变形，导致样品不能顺利流到反应块内进行反应，不能生成氢化物气体；泵上的压块太紧或太松，样品也不能顺利流过，应调整固定块的松紧，使样品流动顺利，一个简易的办法就是分别吸取带颜色的液体以观察样品和还原剂通道是否通畅。

样品或还原剂管变形造成不吸样，或者是把样品毛细管或还原剂泵管弄反，因为还原剂泵管较细，如果弄反或造成灵敏度降低 50% 左右。

排废泵管的松紧如果不合适，会造成排废不畅，大量水分进入二级分离器和原子化器而影响测量，排废太快会造成蒸汽从排废口流出，影响灵敏度和稳定性。

3. 气液隔离部分故障：仪器的载气管路上装有一个气液隔离装置，目的是防止在反应口出口堵塞的情况下造成废液回流进气路系统，从而腐蚀气路控制系统，但有时气液隔离装置会发生破裂或内部的隔离膜受污染而导致载气泄漏或不能进入到反应块，因此导致信号强度很弱或无信号，这时应及时更换气液隔离装置。

出现这种情况时的外表现象是反应块内的气泡不明显，或者气液混合物的流速较缓慢。

4. 漏气和炉心破裂：这里的漏气是指反应后的氢化物的气体泄漏。气液分离器上硅橡胶管因使用时间过长老化会出现裂痕，导致反应后的氢化物气体没有进入原子化器，而是从裂痕中漏出。解决办法是更换破损的硅橡胶管。还有各种接头拧不紧以及石英炉心破裂也会造成漏气,应仔细进行检查,拧紧各个毛细管连接头。

5. 载气和屏蔽气接错:这种现象主要发生在安装石英炉芯或更换炉丝后,这时有可能把载气和屏蔽器气管拆下,在重新安装时接错位置,载气要接在石英炉芯的内管上,屏蔽器接在外管上。

6. 氢化物气体没被炉丝点燃:氢化物气体进入原子化器,如果没被炉丝点燃,就没有原子化所需的能量,就不会有荧光信号(Hg除外)。可能是炉丝烧断造成的,炉丝电阻有9欧姆左右;如果炉丝不亮,发现短路,可直接更换炉丝;如果炉丝没断但不亮,则是炉丝的供电有问题;如果炉丝亮,而石英炉芯高出炉丝,氢化物气体也不会被点燃,就不会产生原子化,因此也没有荧光信号。这时要把石英炉芯安到底部,使之与炉丝平齐。

7. 炉温不够或炉丝供电问题:当炉丝温度不够时会导致整个原子化器的温度降低,也会造成灵敏度低或无信号(Hg除外,因Hg不需要原子化)。虽然点燃火焰后原子化温度在800℃左右,但炉体温度对灵敏度也有很大影响,解决办法是用万用表的直流电压档测量点火炉丝两端的电压,应该在直流20 V左右。另外,由于接触不良也可能引起炉丝不亮(接线柱氧化导致)。

8. 石英炉芯严重污染:长时间使用或经常测量高含量样品后,炉芯里面会有很多结晶或杂质,严重时会堵塞氢化物蒸汽的通路,造成灵敏度降低,因此要定期清洗石英炉芯,有时炉芯里有其他异物,此时可将其拆下清洗,每台仪器都备有一个石英炉芯,用户可进行更换。

9. 光路系统问题:有时不注意时会把检测器窗口(中间的锥形筒)的位置弄偏,导致不能很好地接收到荧光信号,另外也可能由于聚焦透镜污染造成灵敏度降低。因此,在灵敏度降低时也要对光路进行检查,透镜脏时可以用镜头纸轻轻擦拭。

安装原子化器时一定要保证两个灯的出射窗口和光检测器的入射窗口应该在以炉芯为中心的同心圆上。

10. 元素灯和试剂问题:测量时元素灯未被点亮(不同于开机时的本底亮度)或元素灯与被测元素不一致,有时也存在试剂问题,即买来的标准试剂不符合要求。

11. 氩气纯度不够或压力过低,须更换一瓶氩气。

12. 载气软管弯折导致无载气进入反应块。

13. 更换炉芯或炉丝后,焦距发生变化。

14. 二级分离器入口的毛细管脱落。

(六)单道无信号或灵敏度低

首先把两道的元素灯进行更换,若还是无信号,则说明该道的灯电源部分故障,建议专业维修工程师解决;若更换后在另一道也没信号,即某个元素在任何道都无信号,说明是元素灯问题或试剂问题。

如果只是单道灵敏度低,那么有可能是元素灯的一个阴极不亮造成的。

(七)做汞元素检测时两道都有信号,其他元素没信号

故障原因是炉丝没点亮或石英炉芯高出炉丝,一般炉芯顶部和炉丝平齐,因为汞可以冷原子测量,而其他元素则不可以,炉丝不亮或炉芯高出炉丝会造成不能点燃氩氢火焰,不能原子化,因此也就没有信号。

解决办法是更换炉丝,或把炉芯轻轻下压使炉芯顶端与炉丝平齐。

（八）单泵或双泵不转

需取下外壳，检查机器内部，建议请专业维修工程师解决。

（九）自动进样器不复位

检查方法：人为使样品臂抬起，水平移动进样器到中间任何一个位置，再将样品臂压下，此时打开双泵电源（不用打开主机电源），这时应首先抬臂，然后水平回到"0"号位置（载流槽位置），同时 Y 轴（前后方向）也回到第一排的位置，这是一个完整的复位动作。

如果电源接通后进样器不复位，无任何动静，若手动抬臂后左右也不动，则说明电源部分有问题，建议请专业维修工程师解决。

（十）进样臂只在零位上下运动，不横向运动

在自动进样器中设有位置保护开关，这是为了防止程序失控或出现故障时造成机械损坏，出现此问题可能是进样臂水平运动过冲造成保护开关生效，这时只需关闭双泵电源，将进样臂移到中间任何一个位置再重新打开电源即可，注意一定先要把进样臂抬起再挪动到中间位置，否则会损坏进样针。进样臂在最右端时不动作是因为右端保护开关失效，处理办法和在最左端时一样。

另外，就是横向电机的驱动部分故障或接触不良。

（十一）泵转动正常，但进样器不正常

这时可采取手动测量继续进行工作。出现这些故障时要首先检查自动进样器是否能正确复位，见前面的故障（七）介绍。如果进样器有动作，比如抬臂或水平方向有移动，但不能正常复位，则故障主要有以下几个方面：

1. 不回零位或水平位置错

进样器水平的零位光敏开关故障，还有可能光敏对性能不好，处于临界状态，造成故障偶尔出现。另外，水平方向的移动导致磨损，造成运动阻力过大。

2. 不抬臂就水平运动，造成进样针折断

主要原因是 Z 轴（上下方向）上位光敏开关损坏，建议请专业维修工程师解决。

3. 臂不下来就开始转动吸样

Z 轴下位光敏开关损坏，原因及解决方法同上。

4. Y 方向不回第一排或只前走不后退

故障原因是 Y 方向光敏开关损坏，仪器总认为当前位置是第一排，该光敏开关在采样臂根部小电机的下方，更换即可。

5. 运行过程中抬臂噪音大，不平稳

主要是机械故障或升降螺杆上缺润滑油，另外也可能是电机和螺杆之间的连接松动造成，如果不抬臂或电机抖动，则有可能是电机驱动器损坏或线缆连接不好。

6. 水平方向噪音大，运行不平稳

机械结构上连接松动或导轨磨损变形，应适当加润滑油，当然也可能存在驱动器或连接电缆出现问题。

7. 前后方向（Y）轴回零位后电机还一直转动

主要是该方向的光敏开关有问题或其挡光板没有插入到光敏开关中，若电机不转或只是抖动，则有可能是电路部分故障，建议请专业维修工程师解决。

8. Y 方向前后都不动,但小电机转动

原因是电机轴与带动进样针移动的丝杆之间的联轴节(万向接头)损坏,导致力矩不能传输,可向公司购买后自行更换。

(十二)不点火,灯丝不亮

电路故障,建议请专业维修工程师解决。

(十三)载气保护,提示无载气

集成气路入口处有一个气体压力监测开关,当氩气没打开或压力不够时禁止进行测量,以防止酸液回流腐蚀气路,如果氩气已打开,则检查气路上的稳压阀是否指示为 0.2 MPa。另外,也有可能是压力开关内部有问题,可以轻轻敲打该开关,开关顶部有一个压力调节螺钉,通过调节可以改变其反应灵敏度和保护低限。

(十四)气路电磁阀不正常

主要有两个原因:其一是电磁阀结构故障,可以自行拆开或轻轻敲打;其二是电磁阀的驱动电路故障,建议请专业维修工程师解决。

(十五)空白荧光强度高或线性不好

主要原因是污染和试剂有问题,另外还有空气污染,器皿没有清洗,氩气不纯,以及泵管和炉芯污染等;有时灯不好或炉子太高也造成空白值高,对于新装修的实验室,对 Hg 影响很大,如果样品含 Hg 较高时,可适当加长清洗时间。

配置溶液使用的所有玻璃器皿都要用硝酸溶液浸泡 24 小时以上;配试剂过程中使用的盐酸最好是优级纯,最好使用去离子水、蒸馏水或纯净水;建议在配置样品前,先对试剂的纯度进行检验。

有时灯与地面不平行,灯发出的光照射到原子化器顶部反射到检测器,造成空白高,因此一定要保证灯与仪器台面平行。

(十六)信号不稳定,精密度差

主要原因有进样不畅、气路漏气、通风不畅、外界光干扰等,可用以下方法检查排除。

1. 泵管老化变形,更换新泵管。

2. 空心阴极灯不稳定,更换新灯。

3. 检查氩气瓶接口、仪器后部气路是否漏气,可用肥皂水擦拭各接口处。

4. 如果排风扇排风不畅,燃烧后的废气不能及时排出,就会造成数据不稳定。

5. 进样系统不稳定导致信号不稳定,调节压块松紧或泵速使进样量稳定。

6. 强光干扰,仪器前的窗口不能用强光照射,如日光、灯光等。

7. 药品、试剂纯度不够,有污染,更换高纯度药品等。

8. 空调或风扇的风力过大,导致火焰跳动而影响稳定性,因此要避免有强风流动。

9. 废液排出不畅,大量水分进入原子化器。

10. 二级分离器中废液积存过多,应及时倒出废液。

11. 氩气压力过大导致载气流速太快。

12. 器皿、炉芯或分离器污染,更换酸液浸泡。

(十七)软件运行时死机,或弹出错误提示窗

主要是软件或计算机问题,在测量数据的过程中,鼠标只能点击急停或停止按钮,不能点击其他按钮或打开其他与本软件无关的窗口,不能设置屏幕保护程序。解决办法:关闭 WINDOWS 下的

电源管理。如还不能解决,请检查计算机是否感染病毒;请卸载并重新安装操作软件,或更换计算机。

只能使用带有 RS232 接口的品牌计算机,不能使用家用机,否则会出现各种错误。

(十八)信号溢出(超 8 V)错误

故障原因是荧光信号过强,超过数据处理的限制范围,有可能是污染、主板电路故障或化学问题。

首先将光电倍增管入射窗镜头堵住,如不出现信号溢出错误,则是样品浓度太高或有污染,如还出现错误,则是电路故障,建议请专业维修工程师解决。如是化学故障则需将样品稀释;如是污染,必须将管路、气液分离器和石英炉芯卸下,用盐酸浸泡 24 小时以上。

(十九)有关的连接管脱落或崩开

仪器使用一段时间后,出现的有关连接管崩开的现象,主要发生在硅胶管,引起这一现象的主要原因是发生堵塞,导致没有出口,发现这一情况时可以顺着,管路反向检查并逐级排除。另外,在反应块和泵管处发生上述现象时,也很有可能是样品消化不好,在接头处有结晶颗粒而导致堵塞;还有可能由于管子老化,造成连接不牢固,这时可以将老化的部分剪掉或更换一根新管。

(二十)软件功能菜单辉化,禁止使用

仪器需要 Office 系统软件中的 Access 和 Excel 进行数据的存储和转换,因此在测量前一定要连接一个 Access,否则不允许进行测量,安装 Excel 便于数据转换与共享。

(二十一)汞污染或空白高

1. 判断是否仪器本身问题

汞空白过高(甚至信号溢出)的主要原因是污染,判断是否污染可以首先在不点火的情况下将检测窗(中间的锥形管)堵住,松开泵管压块进行测试(不进试剂),这时荧光强度应在 20～150,这说明仪器本身没问题。不堵检测窗时,数据应在 200 左右(不进试剂),若数据很大,则说明有污染。

2. 判断是否管道污染

判断是否管道污染,办法是仍然在不进试剂的情况下,将二级分离器与炉芯之间的胶管分开,相当于没有任何气体进入原子化器,这时信号若降低到正常值,说明是管道污染,被氩气吹出,或者是氩气本身有问题;若断开信号后还是很高,说明与管道和氩气无关,而是环境引起的。

3. 判断环境因素

环境因素包括原子化器高度不对(应该在 10～11 mm);汞灯有问题或光路没调好,灯一定要水平,否则灯光会漫反射造成空白过高。还有环境中存有大量汞蒸汽,比如周边有破碎的日光灯、水银温度计、新装修的实验室、遗洒过母液或母液未封闭导致挥发,以及操作人员的劣质化妆品和器皿被污染等。

4. 管道污染的排除

管道污染后只能是进行浸泡清洗。先把石英炉芯和气液分离器用大量自来水冲洗,然后用硝酸浸泡、清洗,将二级分离器与炉芯之间的硅胶管更换,并更换新的样品泵管,必要时可清洗反应块。

化妆品或职业病检测时,由于待测元素含量过高,很容易造成污染,建议现将样品大范围稀释后再测量。

5. 试剂不纯

如果经上述检测空白都不高,只有进试剂(载流和还原剂)时空白很高,说明是试剂不纯造成的,这时可分别降低试剂的浓度。如果空白值成比例下降,说明是酸或硼氢化物的纯度不够,如果不成比例下降,说明是水的问题,可用市场上的纯净水或蒸馏水代替,注意此时载流及还原剂都要用新采购的水配制,防止器皿被污染。

清洗器皿用的酸液要勤于更换。另外随仪器配送的样品试管有时也被污染,所以使用前一定要浸泡处理。

(二十二)电源开关指示灯不亮

主要是主机电源保险丝以及双泵的电源保险丝烧断,有时外接的交流稳压电源也会出现故障,造成无电源输出。保险丝在供电电源入口处的保险丝盒内,如果烧坏,则用备件中提供的保险丝予以更换。

第四节 计量校准

一、检定依据

根据中华人民共和国国家计量检定规程《JJG939 – 2009 原子荧光光度计检定规程》。

二、主要检定项目

对于常规的后续检定,检测项目主要包括:稳定性、检出限、测量重复性、测量线性等。原子荧光光度计的计量性能要求见表 13 – 1。

表 13 – 1 仪器计量性能要求

检定项目		计量性能
稳定性	漂移	≤5% / 30 min
	噪声	≤3%
检出限 / ng		≤0.4
测量重复性		≤3%
测量线性		$r \geq 0.997$
通道间干扰		±5%

"通道间干扰"只在仪器首次检定时进行测定

（一）稳定性

开机，不点火，点亮砷、锑灯，调整相关参数并预热 30 分钟，调整静态模拟信号的荧光强度的初始值，进行模拟记录，连续测量 30 分钟，计算仪器的漂移和噪声。

（二）检出限

将仪器各参数调至最佳工作状态，用硼氢化钠作还原剂分别对 0.0，1.0，5.0，10.0（ng/ml）砷锑混合标准溶液（需现场配置）进行 3 次重复测量，记录荧光强度测量值，取算术平均之后，按线性回归法求出斜率 b。

与上述完全相同的条件下，对空白溶液连续进行 11 次荧光强度测量，并求出其标准偏差 s_0，分别计算仪器测砷、锑的检出限。

（三）测量重复性

在进行检出限测量时，对质量浓度为 10.0 ng/ml 砷锑混合标准溶液连续进行 7 次重复测量，求出其相对标准偏差（算术平均值的标准偏差），即为被测仪器的测量重复性。

（四）测量线性

将仪器各参数调至最佳工作状态，分别对 0.0，1.0，5.0，10.0，20.0（ng/ml）砷锑混合标准溶液进行 3 次重复测量，取其荧光强度测量值的算术平均值后，按线性回归法求出工作曲线的线性相关系数 r。

三、检定结果的处理

检定项目全部合格的仪器，发给检定证书；检定项目不合格的仪器，发给检定结果通知书，并注明不合格项目。

检定周期一般不超过 1 年。

第十四章
全自动生化分析仪

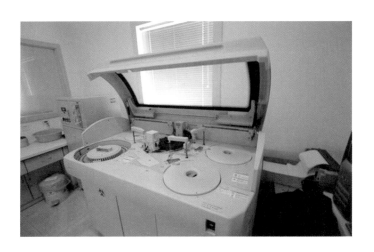

第一节 结构原理简介

生化分析仪近些年已广泛应用于药品、水质、食品和医学临床分析等各个领域。在医学临床分析方面,生化分析仪主要用于对人的血液和其他体液中的各种生化指标进行分析,由于生化分析可以提供受检者的综合性信息,生化分析仪已成为临床分析最常用的检验仪器之一。

生化检验的关键操作大部分都离不开以下几种操作:

1. 样品处理,包括稀释、去蛋白质等。

2. 加试剂进行反应,如显色、加热等。

3. 检测反应产物,如比色、比浊等。

4. 数据处理,包括发报告、数据计算等。

上述操作均可适当组合。随着分析方法的不断进步,再配合计算机等先进计算显示手段,可以制造出满足各种要求的全自动分析仪。

一、工作原理

生化分析仪检测过程见图 14 - 1:

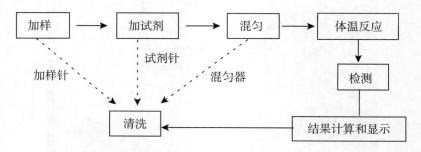

图 14 - 1 生化分析仪检测过程

生化分析仪的工作原理同分光光度计、光电比色计的工作原理一样,亦是根据物质在紫外、可见光区产生的特征吸收光谱和朗伯 - 比尔(Lambersb - Beer)定律,用未知浓度的样品与已知浓度标准物质比较或根据摩尔吸光系数方法进行定量或定性分析。其基本方法是分光比色法:利用光电池或光电管等光电检测器来测量有色溶液的透射比或吸光度,进而求出物质含量。生化分析仪的工作过程如下:将试剂与待检患者的血清标本按照一定的比例混合,混合液置于一定温度下的比色皿中孵育,并连续测量它对特定波长光的吸收,最后根据吸光度的值(变化)自动计算得到所测定物质的浓度。

二、生化分析仪的分类

生化分析仪按自动化程度分为全自动型和半自动型:半自动生化分析仪多数需要手动操作来完成样品及反应混合体递送,或手动控制加样器和稀释器。其特点是体积小、结构简单、灵活性高、价格便宜;全自动生化分析仪是从加样至出数据计算结果的全过程由仪器自动完成。由于分析中没有手工操作步骤,故主观误差很小,且由于该类仪器一般都具有自动报告异常情况、自动校正自身工作状态的功能,因此系统误差也较小。

按反应装置结构分为管道连续流动式、分立式、离心式生化分析仪:管道连续流动式生化分析仪的特点是测定项目相同的各待测样品与试剂混合后的化学反应,均在同一管道中经流动过程完成的;分立式生化分析仪是按手工操作的方式编排程序,并以有序的机械操作代替手工操作,用加样探针将样品加入各自的反应杯中,试剂探针按一定时间自动定量加入试剂,经搅拌器充分混匀后,在一定条件下反应。各环节用传送带连接,按顺序依次操作,又称"顺序式"分析。各个样品和试剂在各自的试管中起反应,采用由加样器和加液器组成的稀释器来加样和加试剂。因恒温器必须能容纳需保温的试管和试管架、化学反应器,因而比管道连续流动式生化分析仪的体积要大;离心式生化分析仪是将化学反应器装在离心机的转子位置,该圆形反应器称为转头,先将样品和试剂受离心机的作用而相互混合发生反应,最后流入圆盘的比色槽内,通过比色计进行检测。

按反应方式分类分为液体和干式生化分析仪:干式是把样品直接加到滤纸上,以样品做溶剂,使反应片上试剂溶解完成反应。干式生化分析仪一般多用于急诊和现场化验。

按仪器复杂程度及功能分类分为小型、中型、大型和超大型生化分析仪:小型一般为单通道型,每次进样只能测定一个项目;中型多为多通道型,一次进样可以同时测量多达 $2\sim10$ 个项目,且有些仪器测定项目不能任意选择;大型和超大型生化分析仪都是多通道仪器,同时能测 10 个以上项目,分析项目可自由选择。

三、全自动生化分析仪的基本结构

因分立式生化分析仪与手工方法存在很好的相容性与互换性,当前全自动生化分析仪的主流是分立式全自动生化分析仪。

分立式全自动生化分析仪主要包括光路系统、加样系统、清洗系统、温控系统和软件系统五部分。

(一) 光路系统
涉及光源、单色器(色散装置)、比色池、检测器这些装置。

(二) 加样系统
因加样系统的精度直接影响测量结果,因此加样系统一直都是全自动生化分析仪的最核心部分。加样精度主要依靠合理的液路设计和连接技术、液面检测技术、高精度的稀释器和碰撞后自动保护功能来保证。

(三) 清洗系统
由清洗头、进水管路、泵、阀、排水管路等组成。

(四) 温控系统
因酶类对温度波动非常敏感,需要一个恒定的温度才能取得可靠、准确的结果,所以要求反应室的温度波动一般控制在 ±0.1℃以内。目前保持恒温方法以恒温水浴法为主。

（五）软件系统

软件的功能设计主要涉及为用户提供操作仪器的界面、控制仪器各部分工作、测试数据的分析处理与计算等。

第二节　使用方法与注意事项

全自动生化分析仪是由光电技术、精密机械、计算机技术三者紧密结合而成的大型光谱仪器，在使用前一定要认真阅读仪器使用说明书，以便充分了解仪器的使用要求、具体工作流程及测定计算方法等。

一、全自动生化分析仪的使用要求

（一）工作环境

安置地点、电源及仪器用水等应符合仪器使用说明书的要求，避免灰尘、烟雾、振动和温度的过分变化，必要时，实验室应监测、控制和记录上述环境条件。对影响检测和校准质量的区域的进入和使用应加以控制。

（二）操作人员

1. 操作人员指具有独立操作医用生化分析仪器资格和能力的人员。

2. 医用生化分析仪的操作人员应具有专业技术职务，并经过与所操作的仪器相关的专门技术培训，且技术考核合格。

3. 掌握分析仪器的校准、参数设定、试剂准备、日常维护及常规操作技能。

（三）仪器管理

1. 实验室在开始临床使用之前，应对仪器性能特性做初步评价，以确定仪器最终的可接受性。初步评价的内容包括：线性、线性漂移、准确度等级、偏移、携带污染等，初步评价的结果应有完整的记录，应能证实仪器在安装时以及常规应用中能够达到所要求的性能指标。

2. 实验室应建立对检测仪器和系统进行维护及功能检查的程序文件，应按照生产厂商的要求或实验室已建立的方案对仪器进行维护和检查，并做相应记录。

3. 对所有使用仪器进行的检测项目应建立相应的作业指导书，编写内容参见卫生行业标准 WS/T227－2002《临床操作规程编写要求》。

4. 实验室应制定相应程序，规定安全操作、搬运和使用设备等相关内容。

5. 在仪器经过维修、重新投入使用前，应对其进行检查，确保其性能已达到要求。

二、全自动生化分析仪使用中应注意的几个问题

（一）选择正确测试方法和设定延迟时间

生化测试有多种方法，一般常用的方法包括终点法、速率法及两点法等。延迟时间是指自

被测液体进入比色杯起,到实际测试开始的时间,为了使待测标本在反应杯中温度平衡和微小气泡消失,一定的延时是必要的,一般使用终点法测试要延迟 5 秒;使用速率法在 25℃ 以下延迟应不小于 10 秒,在 30℃ 以下延迟应不小于 12 秒,在 37℃ 以下延迟应不小于 15 秒。用两点法时可选用试剂空白,而速率法则不设空白。

（二）按规定设定使用试剂参数

使用的试剂一定要在保质期,试剂一般保存在 2～8℃。一定要按试剂说明要求输入设定参数:为保证测试准确,污染大的试剂可以增大吸液量,吸液量应大于 400 μl（一般设为 500 μl,最大可用到 700 μl）,保证交叉污染率 <1%。

（三）正确处理样品

①按要求对样品进行预处理和保存样品;②样品中不允许有凝块,不得浑浊;③样品中某些物质:如药物、抗凝剂、防腐剂不能影响测量;④样品易挥发,不能长时间开盖放置;⑤溶血、黄疸、乳糜微粒会影响测量结果,建议做空白。

（四）定标时是选用 K 系数还是校准品

K 值是指在特定条件下,根据波长、比色杯光径、底物及反应体积等经换算而来。该值是一个理论 K 值,不同的仪器受海拔、气压、波长的准确性、半波宽的大小、比色杯光径及磨损与清洁度、温控的准确性、加样系统状况等影响,K 值的大小均会变化,如果一概而论都用 K 值计算,可能会因不同地域和使用不同仪器,对同一份标本测试结果会有较大的误差,因而在酶学测定中最好是采用与试剂相配套的校准品进行定标。

（五）单点定标与多点定标

在免疫比浊法中,主要是利用抗原和抗体的特异性结合形成复合物,通过测定复合物形成量的多少来对抗原或抗体进行定量,而抗原抗体结合过程中光密度与浓度之间并不呈线性关系,因而定标时不宜采用单点定标而应使用多点定标。

（六）反应曲线

对于仪器使用人员来说,应该经常查看反应曲线并熟悉各种不同的异常反应图(因底物耗尽、气泡、光源灯老化等),以便及时查找原因,对影响结果的因素进行纠正。

（七）仪器的保养

要严格按照操作规定步骤进行,及时按说明书要求进行日维护、周维护及月、季度维护保养,使用中还应经常观察仪器的工作状态,细心分辨仪器工作时发出的声音,以便及时发现故障;当一个测试项目转到另一个测试项目时,必须及时清洗比色杯,将残余的反应液冲掉;每 2～3 个月将比色杯取下进行浸泡,清洗冲洗头、加样针、废液管道等,定期检查比色杯的能量（或光点检查）,及时更换不合格的比色杯。

（八）使用记录和室内质控

全自动生化分析仪应该由专人管理,建立完善的仪器使用规范,认真做好使用的记录工作,记录的内容包括仪器使用的时间、工作量、故障原因、排除方法、维护内容、操作者等。完整的使用记录不仅可提高操作人员使用仪器的能力,而且也有利于厂家对仪器性能的逐步完善,提高仪器的质量;室内质控不仅保证了测定结果的一致性和准确性,还可全面地反映出仪器的性能。当数据失控时,在排除试剂、质控品、操作规程等因素的条件下,要尽可能地去寻找仪器方面的原因,并及时采取相应措施。

第三节 ‖ 日常维护与常见故障排除

全自动生化分析仪的故障与其使用环境、仪器的性能、操作人员的业务能力及维护水平密切相关。全自动生化分析仪的故障可分为性能故障和使用故障两大类,性能故障是由于仪器本身设计不合理或某些元器件不符合要求而引起;使用故障是仪器的使用环境不符合仪器的要求,或是由于操作者未按正规要求使用和维护仪器而引起。做好全自动生化分析仪日常维护,主要目的是要减低使用故障的发生率,保持和改善仪器的工作性能。

一、全自动生化分析仪的日常维护

全自动生化分析仪的维护主要包括以下几方面:

(一)电源

在电源电压波动较大的实验室,最好另配一台稳压器,将电源稳压后再输入仪器。值得注意的是,全自动生化分析仪必须接好地线。

(二)光源灯

光源灯有一定的使用寿命,光源灯亮度明显减弱或不稳定时应及时更换。更换光源灯时千万不要用手触摸灯泡的玻璃面,这样会改变灯的特性;灯的玻璃面有脏污时,请用沾有无水乙醇的纱布擦拭。安装光源灯时,应注意调好灯丝与进光窗的相对位置,否则仪器的灵敏度将下降。一旦停机,则应待灯冷却后,再重新启动,并且要预热20分钟左右。

(三)单色器和检测器

单色器是光学系统的核心元件之一,装置在一个密封盒内,一般不能拆开。若光学系统为开放式结构,则应注意防潮,尤其防止滤光片受潮生霉。检测器除了防潮之外,还应绝缘,一旦受潮积尘,会降低放大线路中的高阻抗电阻,使检测灵敏度下降,所以需定期更换仪器内部的干燥剂,或采取一定措施使仪器室湿度维持于适当水平。

(四)反应杯

反应杯是仪器核心部件,它直接影响仪器测试的准确度,所以反应杯必须保持洁净。每周用清洗剂清洗反应杯,当使用一个月以上或反应杯空白值超过要求时,应更换新的反应杯(同时更换所有的反应杯组)。

(五)吸液量校正

全自动生化分析仪用蠕动泵吸入溶液、充满和排空反应杯,由于泵管的拉力会逐渐变小,因此应定期校正吸液量,以确保程序中输入的吸液量与实际吸液量一致,否则会导致吸液量减少,交叉污染率增大。

(六)滤网

一般大型的全自动生化分析仪都装有过滤网,当仪器使用时间较长或实验室灰尘过大时,会导致过滤网堵塞,使仪器内部通风不畅,温度升高并造成冷却器不能及时散热,因此过滤网应每月清洗一次。

（七）擦洗加油

全自动生化分析仪的样品针和试剂针,按要求每天应进行擦洗。加样和加试剂等部分的转轴应定期清理:先擦净旧油,再用高纯度的润滑油薄薄涂匀。

（八）管道系统

仪器使用较长时间后,供水及排废液处电磁阀积污较多时,除了影响排供水流路的通畅外,还会造成堵塞,应用5%次氯酸钠定期清洁,各探针下方的排水管也应每月注入(5~10)ml 5%次氯酸钠或10 ml 2%的清洗剂,以清洗污物并使杂菌难于繁殖,再用蒸馏水清洗。

（九）仪器附件

每月清洁恒温水浴槽及排供水过滤器,并观察各吸量注射器是否漏液或有气泡。要定期检查加样器密封垫是否磨损,因为密封垫的磨损会导致漏液并使吸样量改变,而造成数据不准,一般情况下,密封垫圈需要3个月更换一次。

（十）定期保养

一般分为日保养、周保养、月保养、季保养、半年保养和年保养。每次保养都应按说明书的要求认真进行。

二、全自动生化分析仪的常见故障处理

（一）反应杯故障

反应杯是最常见的故障部位,报警信息为"杯空白超限"。一般是由于杯脏污,可按周保养进行排除;若不见效,则考虑更换反应杯组。当反应杯有划痕时,则不能再用。

（二）样本针故障

样本针可能出现的故障为阻塞、针尖挂水滴。阻塞会导致样本测定结果均在0值上下或为极低值。排除方法是:关掉电源,卸下针臂盖,断开液面感受器的连线,卸下针,将针内疏通即可。针尖挂水滴会导致加样量偏少,或者同一标本多次加样时试管内液体越来越多,其原因是注射器密封垫圈磨损导致气密性下降,将其更换即可排除。

（三）试剂针故障

试剂针故障一般是指试剂针内的液面感应器出问题。在试剂量充足的情况下,仪器仍报警提示"更换试剂",主要原因是针臂上软管老化漏水导致感应器失灵,此时卸下针臂盖更换软管即可。

（四）清洗装置故障

清洗装置容易出现的故障是浓废液管或喷嘴的阻塞。排除方法是直接用较粗的钢丝捅开并清洗干净即可;喷嘴方块下面的十字凹槽若被脏污填充,可用小毛刷刷洗干净。预防的有效方法是每天做好保养。

（五）真空泵故障

主要原因是负压过低或者进水。前者会导致仪器停机,一般是因为橡胶皮塞漏气,塞紧皮塞或将漏气的皮塞换掉即可。真空泵进水,一般是因为浓废液管不通畅,废液流入真空泵,解决办法:检查浓废液管出口是否阻塞,若阻塞疏通即可;当出口处无阻塞时,边执行机械检查边用吸耳球抽吸,可以使管路通畅。

（六）储水箱故障

若水箱空,则仪器报警"储水箱水位过低",检修纯水机即可。若水箱水位正常,仪器也以同样原因报警,则一般是进水口过滤网被生长的细菌等杂污堵死了,清除之后即可恢复正常。

（七）试剂盘故障

试剂盘不能探测起始或停止位置，或不能停在指定位置。解决办法是：先执行机械检查，若不能恢复则属于试剂盘下边探测器的故障。打开仪器面板，找到探测器，用棉签蘸乙醇擦拭探测器内侧，目的是除去灰尘，一般可恢复正常；若彻底除尘后还出现相同故障，则就要更换探测器。样品盘也可出现同样的故障，处理方法相同。

第四节　计量校准

全自动生化分析仪的计量校准主要参照《JJG 494 – 2011 半自动生化分析仪检定规程》进行。

全自动生化分析仪按仪器分光原理的不同可分为一、二两类，按仪器技术性能水平的不同可分为 A、B、C 三级。仪器分类分级情况见表 14 – 1。

表 14 – 1　全自动生化分析仪的分类与分级

类别	分光原理	级别
一	棱镜式或光栅式	A
		B
		C
二	干涉滤光片或吸收滤光片	A
		B
		C

生化分析仪的主要检测项目如下。

一、零点漂移

开机 30 分钟后，观察 10 分钟读数，应满足表 14 – 2 的规定。

表 14 – 2　生化分析仪的零点漂移检测

类	级	漂移值（A）
一	A	0.002
	B	0.004
	C	0.006
二	A	0.002
	B	0.004
	C	0.006

二、杂散光测定

用亚硝酸钠标准溶液,在波长 340 nm 处测定,其杂散光应不大于 1%(或吸光度不小于 2 A)。

三、吸光度准确度的测定

分别用 0.5 A 和 1.0 A 吸光度标准物质,在波长为 340 nm 处测定实际吸光度值,每个标样测定 3 次,计算 3 次测量值的算术平均值与相应标准值之差,应符合表 14 - 3 的规定。

四、吸光度重复性的测定

用吸光度约为 0.5 A 吸光度标准物质,在波长 340 nm 处连续测量 5 次,计算其中最大值与最小值之差应不大于 0.005 A。

表 14 - 3 生化分析仪的吸光度重复性测定

类别	吸光度标称值(A)	级别	吸光度的准确度(A)
一	0.5	A	±0.01
		B	±0.02
		C	±0.03
	1.0	A	±0.02
		B	±0.04
		C	±0.07
二	0.5	A	±0.02
		B	±0.03
		C	±0.04
	1.0	A	±0.04
		B	±0.06
		C	±0.08

五、线性误差

用质量浓度分别为 2.0,4.0,6.0,8.0,10.0(g/L)的氯化钴标准溶液,以蒸馏水为参比液,在波长 510(500~520)nm 处分别测量各溶液吸光度,连续测量 3 次,然后将所得数据按统计回归方法计算线性误差,其相关系数 r≥0.995。

六、交叉污染的测定

采用质量浓度为 2.0 g/L 和 10.0 g/L 氯化钴标准溶液,在波长 510(500~520)nm 处测定交叉污染。测得 7 组数据,经计算,其交叉污染率应不大于 2%。

第十五章
生物安全柜

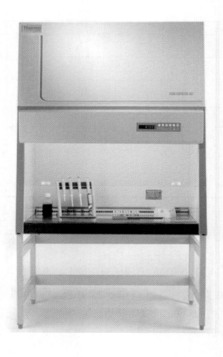

生物安全柜(biological safety cabinets,BSCs)是在操作原代培养物、菌毒株以及诊断性标本等具有感染性的实验材料时,用来保护操作者本人、实验室环境以及实验材料,使其避免暴露于上述操作过程中可能产生的感染性气溶胶和溅出物而设计的。WHO《实验室生物安全手册》提出,生物安全柜可以有效减少由于气溶胶暴露所造成的实验室感染以及培养物交叉污染。生物安全柜同时也能保护工作环境。

本章主要介绍生物安全柜的工作原理与结构、使用方法及使用注意事项、日常维护及常见故障排除、现场的检测和验证等。

第一节　结构原理简介

生物安全柜侧重于保护操作人员和环境,防止操作的病原微生物扩散造成人员伤害和环境污染。根据生物安全防护水平的差异,生物安全柜的强制性行业标准《中华人民共和国医药行业标准 YY0569 – 2005 生物安全柜》将生物安全柜可分为一级、二级和三级三种类型,其中二级生物安全柜依照入口气流风速、排气方式和循环方式又分为 4 个级别:A1 型、A2 型、B1型和 B2 型。

美国标准 EN12469 只对"二级生物安全柜"有一个基本的定义,欧洲标准 NSF49 将二级生物安全柜依照窗口流入气流风速、排气方式和循环方式等分为 4 个类型(同中国标准):A1型、A2 型、B1 型和 B2 型。YY0569 和 NSF49 都规定过滤器完整性测试中使用的是气溶胶喷发剂(例如 DOP,PAO 等);而 EN12 469 标准(使用一样的测试方法)使用另一种自然气溶胶(自然空气)测试方法,见表 15 – 1。

表 15 – 1　中国、美国、欧洲生物安全柜标准之区别

区别标准	YY0569 – 2005	NSF/ANSI49 – 2002	EN12469:2000
产品分级	分三级, 二级分四型	只定义二级, 分四型	只分三级, 不细分
人员保护测试	KI – Discus	微生物	KI – Discus
下降气流流速	0.25 ~ 0.50 m/s	不作要求	0.25 ~ 0.50 m/s
柜体气密性检测	压力衰减法	压力衰减法	不要求出厂检测

一、I 级生物安全柜

图 15 – 1 为 I 级生物安全柜的原理图。房间空气从前面的开口处以 0.38 m/s 的低速率

进入安全柜,空气经过工作台表面,并经排风管排出安全柜。定向流动的空气可以将工作台面上可能形成的气溶胶迅速带离实验室工作人员而被送入排风管内。操作者的双臂可以从前面的开口伸到安全柜内的工作台面上,并可以通过玻璃窗观察工作台面的情况。安全柜的玻璃窗还能完全抬起来,以便清洁工作台面或进行其他处理。

安全柜内的空气可以通过 HEPA 过滤器按下列方式排出:

1. 排到实验室中,然后再通过实验室排风系统排到建筑物外面。

2. 通过建筑物的排风系统排到建筑物外面。

3. 直接排到建筑物外面。HEPA 过滤器可以装在生物安全柜的压力排风系统(the exhaust plenum)里,也可以装在建筑物的排风系统里。有些 I 级生物安全柜装有一体式排风扇,而其他的则是借助建筑物排风系统的排风扇。

I 级生物安全柜是最早得到认可的,并且由于其设计简单,目前仍在世界各地广泛使用。I 级生物安全柜能够为人员和环境提供保护,也可用于操作放射性核素和挥发性有毒化学品。但因未灭菌的房间空气通过生物安全柜正面的开口处直接吹到工作台面上,因此,I 级生物安全柜对操作对象不能提供切实可行的保护。

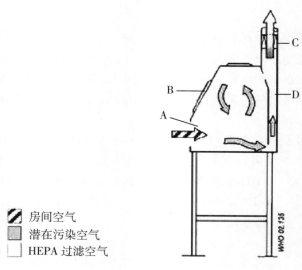

■ 房间空气
▨ 潜在污染空气
□ HEPA 过滤空气

图 15 - 1   I 级生物安全柜原理图
A:前开口;B:窗口;C:排风 HEPA 过滤器;D:压力排风系统

二、II 级生物安全柜

在应用细胞和组织培养物来进行病毒繁殖或其他培养时,未经灭菌的房间空气通过工作台面是不符合要求的。II 级生物安全柜在设计上不但能提供个体防护,而且能保护工作台面的物品不受房间空气的污染。II 级生物安全柜有四种不同的类型(分别为 A1、A2、B1 和 B2型),它们不同于 I 级生物安全柜之处为:只让经 HEPA 过滤的(无菌的)空气流过工作台面。II 级生物安全柜可用于操作危险度 2 级和 3 级的感染性物质。在使用正压防护服的条件下,II 级生物安全柜也可用于操作危险度 4 级的感染性物质。

（一）Ⅱ级A1型生物安全柜

Ⅱ级A1型生物安全柜如图15-2所示。内置风机将房间空气（供给空气）经前面的开口引入安全柜内并进入前面的进风格栅。在正面开口处的空气流入速度至少应该达0.38 m/s。然后,供气先通过供风HEPA过滤器,再向下流动通过工作台面。空气在向下流动到距工作台面6~18 cm处分开,其中的一半会通过前面的排风格栅,而另一半则通过后面的排风格栅排出。所有在工作台面形成的气溶胶立刻被这样向下的气流带走,并经两组排风格栅排出,从而为实验对象提供最好的保护。气流接着通过后面的压力通风系统到达位于安全柜顶部、介于供风和排风过滤器之间的空间。由于过滤器大小不同,大约70%的空气将经过供风HEPA过滤器重新返回到生物安全柜内的操作区域,而剩余的30%则经过排风过滤器进入房间内或被排到外面。

Ⅱ级A1型生物安全柜排出的空气可以重新排入房间里,也可以通过连接到专用通风管道上的套管或通过建筑物的排风系统排到建筑物外面。

安全柜所排出的经过加热和/或冷却的空气重新排入房间内使用时,与直接排到外面环境相比具有降低能源消耗的优点。有些生物安全柜通过与排风系统的通风管道连接,还可以进行挥发性放射性核素以及挥发性有毒化学品的操作。

（二）外排风式Ⅱ级A2型以及Ⅱ级B1型和Ⅱ级B2型生物安全柜

外排风式Ⅱ级A2型以及Ⅱ级B1型（图15-3）和Ⅱ级B2型生物安全柜都是由Ⅱ级A1型生物安全柜变化而来,这些不同类型的Ⅱ级生物安全柜,连同Ⅰ级和Ⅲ级生物安全柜的特点见表15-2。生物安全柜设计上的每一种变化可以使不同的类型适用于特定的目的。这些生物安全柜相互间都有一定的差异,包括从前面的开口吸入空气的速度、在工作台面上再循环空气的量以及从安全柜中排出空气的量、安全柜的排风系统（是通过专门的排风系统还是通过建筑物的排风系统?是排到房间内还是排到建筑物的外面?）以及压力设置（安全柜是负压状态下的生物学污染管道和压力通风系统,还是由负压管道和压力通风系统所包围的生物学污染管道和压力通风系统?）。

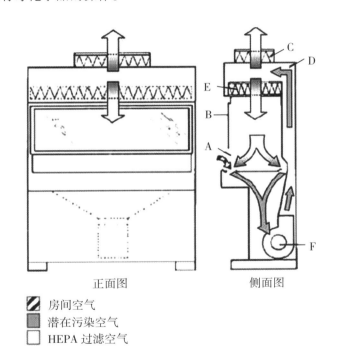

正面图　　　　侧面图

房间空气
潜在污染空气
HEPA过滤空气

图15-2　Ⅱ级A1型生物安全柜原理图

A:前开口;B:窗口;C:排风HEPA过滤器;D:后面的压力排风系统;
E:供风HEPA过滤器;F:风机

安全柜需要有与建筑物排风系统相连接的排风接口。不同类型的Ⅱ级A型和Ⅱ级B型生物安全柜的详细介绍可参考生产商的说明手册。

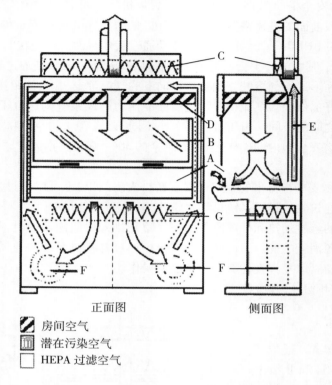

正面图   侧面图

▨ 房间空气
▧ 潜在污染空气
□ HEPA 过滤空气

图 15 - 3　Ⅱ 级 B1 型生物安全柜原理图

A:前开口;B:窗口;C:排风 HEPA 过滤器;D:供风 HEPA 过滤器;E:负压压力排风系统;F:风机;G:送风 HEPA 过滤器

表 15 - 2　Ⅰ 级、Ⅱ 级以及 Ⅲ 级生物安全柜之间的差异

生物安全柜	正面气流速度	气流百分数(%)		排风系统
	(m/s)	循环部分	排出部分	
Ⅰ 级[①]	0.36	0	100	硬管
Ⅱ 级 A1 型[①]	0.38~0.51	70	30	排到房间或套管连接处
外排风式Ⅱ 级 A2 型[①]	0.51	70	30	排到房间或套管连接处
Ⅱ 级 B1 型[①]	0.51	30	70	硬管
Ⅱ 级 B2 型[①]	0.51	0	100	硬管
Ⅲ 级[①]	NA[②]	0	100	硬管

①所有生物学污染的管道均为负压状态,或由负压的管道和压力通风系统围绕;
②NA 表示不适用

三、Ⅲ级生物安全柜

　　Ⅲ级生物安全柜(图15-4)用于操作危险度4级的微生物材料,可以提供最好的个体防护。Ⅲ级生物安全柜的所有接口都是"密封的",其送风经HEPA过滤,排风则经过两个HEPA过滤器。Ⅲ级生物安全柜由一个外置的专门的排风系统来控制气流,使安全柜内部始终处于负压状态(大约124.5 Pa)。只有通过连接在安全柜上的结实的橡胶手套,手才能伸到工作台面。Ⅲ级生物安全柜应该配备一个可以灭菌的、装有HEPA过滤排风装置的传递箱。Ⅲ级生物安全柜可以与一个双开门的高压灭菌器相连接,并用它来清除进出安全柜的所有物品的污染。可以将几个手套箱连在一起以增大工作面积。Ⅲ级生物安全柜适用于三级和四级生物安全水平的实验室。

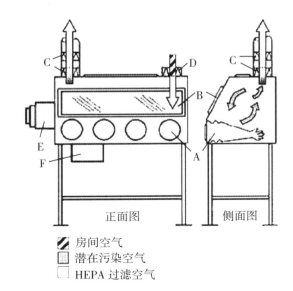

　　正面图　　　　　侧面图

　　▨ 房间空气
　　▢ 潜在污染空气
　　▢ HEPA过滤空气

图15-4　Ⅲ级生物安全柜(手套箱)示意图
A:用于连接等臂长手套的舱孔;B:窗口;C:两个排风HEPA过滤器;D:送风HEPA过滤器;E:双开门高压灭菌器或传递箱;F:化学浸泡槽

第二节　使用方法与注意事项

　　根据国家标准和有关的规定,所有可能使用生物安全柜的人员必须了解安全柜的使用及限制条件。应发给工作人员书面规定或安全手册或操作手册。特别是必须明确告诉工作人员,在出现溅洒、破碎、方法不当的情况下,安全柜无法保护操作人员。在安装、使用过程中重点应注意以下几点。

一、生物安全柜安放位置

　　从生物安全柜前脸的开口流入柜内的气流速度约为0.45 m/s。以这一风速,柜内单向流的一致性易受干扰,很容易被安全柜附近人员的走动、开窗、送风配风器、门的开关所干扰。按理想的布置,应放在远离活动及可能有干扰气流的地方。应尽量在安全柜的后侧及两侧留下30 cm的空间,便于维护作业。柜子上方则留下30~35 cm的高度,以便对排风过滤器的风速进行精确测量,并为排风过滤器的更换留下足够的空间。

二、生物安全柜的使用

在使用生物安全柜时必须穿个人防护服、戴手套(手套应套在隔离衣的外面),根据需要戴防护眼罩或者面罩。开机 5 分钟内不可操作,安全柜要有个自净的过程。操作时尽量缓缓移动手臂,操作样品时分洁净区、操作区、污染区,分开摆放物品;柜内尽量避免震动仪器(例如离心机、旋涡振荡器等)的使用,因为震动会使得积留在滤膜上的颗粒物质抖落,导致操作室内部洁净度降低,同时如果在前操作面平衡失败还会引起安全柜对操作者的污染。物品不要挡住负压通道,以免造成气流混乱;尽量不用明火,其可造成生物安全柜的气流紊乱,干扰气流模式。操作人员除了手以外,身体的其他任何部位不能进入安全柜,如果有污物流入积液槽要及时进行清理;每天实验结束后,对生物安全柜的内壁和台面进行擦拭,等待 5 分钟后,关闭前窗,关灯,关风机,紫外灯照射 30 分钟后关闭系统电源。每次开机/关机均应记录相关运行参数。

三、生物安全柜的清洁与消毒

生物安全柜内的所有物品,包括设备,都应在工作完成之后进行表面去污处理并从柜内取出,因为残留的培养介质可能会提供微生物的生长条件。安全柜的内表面应在每次使用前与使用后进行去污处理。要用消毒剂擦拭工作台表面及内壁面,使用的消毒剂应能杀死柜内可能存在的所有微生物。一天工作结束时,应进行最后表面去污处理,即对工作台、各个侧面、背面及玻璃的里面进行全面擦拭。可以使用漂白粉液或 70% 乙醇等对目标生物有效的消毒剂。如使用漂白粉液等有腐蚀性的消毒剂,则要用灭菌水进行二次擦拭。建议工作柜在清洁、消毒时处在工作状态。如果其未处在工作状态,则应运行 5 分钟,以便在安全柜关闭前将其中的气体清除掉。

四、生物安全柜的去污处理

对 Ⅰ 级和 Ⅱ 级生物安全柜的去污,是将适量的低聚甲醛(使柜内空气中的低聚甲醛的最终浓度为 80%)置于电热盘或煎锅上(从柜外控制),另将一个放有比低聚甲醛多 10% 的碳酸氢的电热盘或煎锅也放在柜内(在柜外控制),这第二个容器上应带盖,这个盖子可以从远处取下来(例如系在一根线上,线可以从柜外拉动),这样可以使提前中和的低聚甲醛达到最小。如果相对湿度低于 70%,用有热水的开口容器。如果没有前隔板,则要用生型塑料挡板,将其用胶带粘在前脸上,确保不会有气体漏入房间。当盘内的低聚甲醛已全部挥发或开关已打开 1 小时后,将开关关闭。将安全柜放置一整晚不得触动。然后将第二个盘子的盖移开并打开其开关,碳酸氢氨开始挥发。这时,关闭盘子的开关,让安全柜开始工作,使碳酸氢氨气循环 1 小时。然后可以取下前隔板(或塑料挡板),安全柜即可使用。

第三节 ‖ 日常维护及常见故障排除

大多数生物安全柜的设计可以允许每天 24 小时工作,研究人员还发现,连续工作有助于控制实验室中灰尘和颗粒的水平。向房间中排风,或通过套管接口与专门的排风管相连接的

Ⅱ级 A1 型及 A2 型生物安全柜,在不使用时是可以关掉的。其他像Ⅱ级 B1 型和 B2 型生物安全柜,是通过硬管安装,就必须始终保持空气流动以维持房间空气的平衡。在开始工作以前以及完成工作以后,至少要使安全柜工作 5 分钟来"净化"生物安全柜,亦即要留出将污染空气从生物安全柜中排出的时间。

生物安全柜的所有维修工作应该由有资质的专业人员来进行。在生物安全柜操作中出现的任何故障都应该报告,并应在再次使用生物安全柜之前先进行修理。

一、日常维护

为了使生物安全柜能够正常使用,必须做好日常维护保养工作。以下作业应由经过专业培训有资格的人员进行,该人员必须熟悉适当的维修程序,包括维修和校正。为了检修人员的安全,建议在进行检查、维修、保养时切断设备电源。

（一）更换荧光灯

先关闭荧光灯,松开螺钉取下灯箱,更换灯管。

（二）更换或维修紫外灯

先关闭紫外灯,取下灯管,检查并用消毒剂将灯管表面擦干净,保证其灭菌效率。

（三）移门玻璃的清洁

用洁净剂擦拭玻璃表面,已达到视觉清晰的效果。

（四）箱体的保养

应用柔软的布擦拭;如有腐蚀物黏着在箱体表面,应及时用布蘸一些清水擦净,以免引起箱体表面腐蚀。

（五）定期检测

在安装时以及以后每隔一定时间,要由有资质的专业人员按照标准 YY0569 - 2005 和生产商的说明对每一台生物安全柜的整体运行性能进行检测,确保其性能指标是否符合要求。生物安全柜防护效果的评估应该包括对生物安全柜的整体、HEPA 过滤器的泄漏、空气向下流动的速率、进口空气的速率、负压/换气次数、气流的稳定性(烟雾特征)以及警报和互锁系统进行测试。还可以选择进行漏电、照度、紫外线强度、噪声水平以及震动性的测试。在进行这些测试时,测试人员要经过专门的培训,采用专门的技术和仪器设备,并强烈推荐由有资质的专业人员来进行。

二、故障分析与排除

生物安全柜的常见故障原因与排除方法如表 15 - 3 所示。

表 15-3　常见故障原因与排除方法

故障现象	原因	排除方法
按各"键",操作无效	1. 设备电源未接通 2. 操作板或控制线路发生故障	1. 检查电源线路 2. 检查线路板之间的接线,或更换电路板
照明灯或紫外灯不亮	1. 灯脚、启辉器松动或损坏 2. 灯管损坏 3. 镇流器损坏	1. 检查、更换启辉器或灯脚 2. 检查、更换灯管 3. 检查、更换镇流器
启动风机后,无风吹出	1. 控制电路或变频器故障,无信号输出 2. 风机本身故障	1. 检查变频器、控制线路及连线,必要时更换部件修复 2. 检查、更换风机
备用插座上无电压输出	1. 未启动操作屏"插座"键 2. 辅助设备发生过载、过流,保护线路熔芯熔断	1. 启动"插座"键,接通插座电源 2. 确认设备功耗低于插座最大负荷,按相同容量更换熔芯[①]
移门高度低于安全线仍有报警	行程开关故障	检查、更换行程开关
平均风速偏低	过滤器失效	更换过滤器[②]

①首先切断设备电源,打开电控箱盖板,取下电器板上导轨式熔断器的罩盖,检查更换熔芯后,恢复罩盖;
②更换过滤器前,必须对安全柜进行严格的灭菌处理。

第四节　生物安全柜安装现场的检测和验证

一、生物安全柜安装现场物理检测

生物安全柜是保护人员、产品和环境暴露于微生物试剂的一级屏障。在 NSF 标准 49 里说明的生物安全柜操作方法,应在安装时及安装后的每年进行核查。进行的测试(表 15-4,15-5)都是为了确保排进排出气体的平衡、在工作面上的气体分布和生物安全柜的完整性。其他的测试是为了检查安全柜的电路和物理性能。

(一)向下气流的速度

此测试是为了测量生物安全柜工作面上的气流速度,此测试在每台生物安全柜上都要进行。

(二)进气速度测试

此测试是为了最后确定已计算或间接测量的工作开口的进气速度,以确定预先设定测量点的平均进气速度,计算排出气体的体积比例。

(三)气流烟雾路径测试

此测试是为了了解气流沿着整个开口及窗口位置的流动路径,借以确认气流在流经操作区、循环室与管路间没有停止点或逆流,周围环境的空气没有流经工作面,以及气体没有经挡风牌和侧面封条回流到室外。烟雾测试是气流方向的指示器,但不测量速度。

表 15-4　应用于三类生物安全柜的测试

测试名称	生物安全柜		
	Ⅰ级	Ⅱ级	Ⅲ级
初级屏障			
安全柜的完整性	N/A	A	A
HEPA 过滤器泄漏试验	Req	Req	Req
向下气流速度	N/A	Req	N/A
面速度	Req	Req	N/A
负压/通风率	B	N/A	Req
气流烟雾路径测试	Req	Req	E/F
警报和联动装置	C,D	C,D	Req
电安全			
漏电及其他	D,E	D,E	D,E
接地故障断路器	D	D	D
其他			
光线强度	E	E	E
紫外灯强度	C,E	C,E	C,E
躁声	E	E	E
振动	E	E	E

Req 为必须做的测试;A 为新的生物安全柜、搬动后、维护时将挡板拆卸下来时应做的测试;B 为当有操作手套时;C 为如果有此装置,要做测试;D 为用电安全要做测试;E 为随意,可根据使用者的判断;F 为用来确定柜子内的气流分布;N/A 为不适用

表 15-5　各种测试的参考信息

测　　试	安全柜分级		
	Ⅰ级	Ⅱ级	Ⅲ级
HEPA 过滤器泄漏测试	(F,Ⅱ,D)[1]	(F,ⅡD)	(F,ⅡD)
气流烟雾路径测试	没有烟雾逆流到柜内	(F,ⅡC)	N/A[2]
生物安全柜完整性	N/A	(F,ⅡE)	N/A
前开口面速度	75~125 ft/min[3]	75 ft/min(A 型)	N/A
戴手套端面速度	150 ft/min	N/A	100 ft/min
水压测量(手套端)	N/A	N/A	124.5Pa
速度剖面图	N/A	(F,ⅡA)	N/A

①另外的参考详见 NSF 标准 49,字母和数字都代表特殊的类别;

②N/A 表示不适用;

③1 ft/min≈0.3 m/min。

（四）HEPA 过滤器泄漏测试

此测试可判断当生物安全柜操作在设定的速度下，HEPA 过滤器的供气及排气是否完善，过滤器顶盖和过滤器固定框架是否密封。用邻苯二甲酸二辛酯（DOP）的气溶胶微粒或者是其他物质[如食用级玉米油、二（2–乙基己基）癸二酸酯、聚乙烯丙三醇、医用级轻级矿物油]来做此测试。因为邻苯二甲酸二辛酯（DOP）已被证实有致癌作用，所以，操作人员应接受安全使用该试剂的培训。气溶胶微粒在过滤器的内部产生，并通过过滤器和封条周围，在释放侧放置曝光计来测量。此测试用于确定所有 HEPA 过滤器的完整性。

（五）生物安全柜泄漏测试

压力测试是为了确保高压的表面、焊接处、垫圈及封条没有渗漏。此测试在生物安全柜未靠墙放置的首次安装前、在每次搬动后、拆卸高压区修理、更换过滤器的时候进行。此测试也用于已完全安装好的生物安全柜。生物安全柜的完整性也可以用泡沫试验来检查。

（六）漏电检测试验、地面电阻抗测试和极性试验

这些安全试验是通过漏电测试、极性测试、接地故障断路器和生物安全柜接地电路阻抗测试，来防范潜在的生物安全柜功能休克。这些测试应由电工而不是同时在执行其他测试的人执行。电路接口的极性应确定。当大约 5 mA 的电流通过时，接地故障断路器应打开。

（七）光线强度测试

此测试的目的在于通过调节工作面的光线强度，将操作者的眼睛疲劳度减到最低。

（八）振动测试

为判断使用者在操作生物安全柜时的振动结果，振动值应达到要求的机械性能，以此减轻操作者的疲劳并预防振动导致精密组织培养试验品的破坏。

（九）噪声测试

为了测定生物安全柜产生的噪声水平，以达到符合要求的机械性能来减轻操作者的疲劳。

（十）紫外灯测试

少数生物安全柜有紫外灯，一旦使用，必须定期检查，以保证其能有效地杀死微生物。在将灯关闭冷却后，要用 70% 乙醇擦拭灯泡表面。将其打开 5 分钟后，将紫外线感应器放置于工作表面中心。照射的光在 254 nm 波长处不应少于 40 mW/cm^2。

需强调的是：只有在测试仪器维护得很好及校正准确的情况下，才有精确的测试结果，应要求鉴定者对使用的测试仪器提供详细的校准信息。

二、生物安全柜安装现场的生物检测验证

生物安全柜现场安装完成后，应进行生物学检测验证。生物学检测验证的目的是为了保证生物安全柜在使用中的安全性，它包括：①对工作人员的保护，防止试验操作过程中产生的感染性微生物气溶胶对工作人员的威胁；②对试验操作样品的保护，防止生物安全柜以外的污染物进入安全柜，对试验样品造成污染；③防止试验操作过程中，产生的气溶胶造成试验样品的交叉污染。

Ⅰ级生物安全柜不提供产品保护，工作面气流为乱流，只进行人员保护试验一项检测；Ⅱ级生物安全柜需进行人员、样品、交叉污染保护三项检测；Ⅲ级安全柜前部封闭，工作面气流为定向气流，有局部的乱流，不需要进行人员、样品保护和交叉污染试验，但需要进行排风高效

空气粒子过滤器对微生物气溶胶滤除效果的检测。

（一）人员保护测试

系统测试时，用浓度为（1～8）×10^{8}个/ml 的黏质沙雷菌（Serratia marcescens）喷雾 5 分钟后采样。每次测试时，用 6 个撞击式采样器所采集的悬液进行黏质沙雷菌培养，所得菌落数不得超过 10 个。裂隙式空气采样器采样 30 分钟，黏质沙雷菌平皿菌落计数不得超过 5 个。试验应重复进行 3 次。对照平皿必须为阳性黏质沙雷菌菌落。

（二）样品保护

系统测试时，用浓度为（1～8）×10^{8}个/ml 的黏质沙雷菌喷雾 5 分钟后采样。每次测试时，用平皿沉降法检测到的菌落数不得超过 5 个。试验应重复进行 3 次。对照平皿必须为阳性黏质沙雷菌菌落。

（三）交叉污染保护

系统测试时，用浓度为（1～8）×10^{8}个/ml 的黏质沙雷菌喷雾 5 分钟后采样。在距离喷雾侧 36 cm 以内的琼脂培养皿必须能够捕获到黏质沙雷菌菌落，并用它作为阳性对照。距离大于 36 cm 的琼脂平皿，培养出的黏质沙雷菌菌落不得超过 2 个。应从生物安全柜的左右两侧各进行 3 次重复试验。

第十六章
高压蒸汽灭菌器

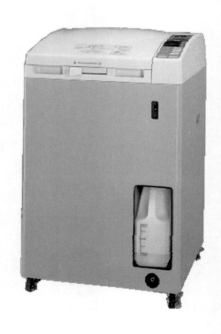

第一节 ‖ 结构原理简介

压力蒸汽灭菌器又称高压消毒锅,适用于耐高温、高湿的医用器械和物品的灭菌。高压蒸汽灭菌器是目前应用最广泛、灭菌效果最好的灭菌器具之一。

一、基本原理

灭菌是指用物理或化学的方法杀灭或清除传播媒介上所有微生物,使之达到无菌水平。最常用的是压力蒸汽灭菌法。压力蒸汽灭菌法能使细菌体内的蛋白质变性或凝固,杀灭所有细菌增殖体和芽孢,从而达到灭菌的目的。

高压蒸汽灭菌器利用加热产生蒸汽,随着蒸汽压力不断增加,温度随之升高,通常压力在103.4 kPa 时,器内温度可达 121.3℃,维持 15～30 分钟,可杀灭包括芽孢在内的所有微生物。此法常用于一般培养基、生理盐水、手术器械及敷料等耐湿和耐高温物品的灭菌。

二、高压蒸汽灭菌器分类

高压蒸汽灭菌器可分为下排式和预真空式两大类。下排式高压蒸汽灭菌器又包括手提式和卧式两种。

1. 下排气压力蒸汽灭菌器,下部有排气孔,灭菌时利用冷热空气的比重差异,借助容器上部的蒸汽压迫使冷空气自底部排气孔排出。灭菌所需的温度、压力和时间根据灭菌器类型、物品性质、包装大小而有所差别。当压力在 102.97～137.30 kPa 时,温度可达 121～126℃,15～30 分钟可达到灭菌目的。

2. 预真空压力蒸汽灭菌器,配有真空泵,在通入蒸汽前先将内部抽成真空,形成负压,以利蒸汽穿透。在压力 105.95 kPa 时,温度达 132℃,4～5 分钟即可灭菌。

三、高压蒸汽灭菌器的基本结构

高压蒸汽灭菌器有各种形式及规格,通常都可分为主体、密封门、管路系统和控制系统四大部分。

主体是一个密闭的耐高温和耐高压的双层金属圆筒,两层之间盛水。

(一)外锅

供装水产生蒸汽之用。坚厚,其上方或前方有金属厚盖,盖有螺栓,借以紧闭盖门,使蒸汽不能外溢。加热后,灭菌器内蒸汽压力升高,温度也随之升高,压力越大,温度越高。

外锅壁上还装有排气阀、温度计、压力表及安全阀。排气阀用于排出空气;压力表用以表示锅内压力及温度;安全阀又称保险阀,利用可调弹簧控制活塞,超过定额压力即自行放汽减压,以保证在灭菌工作中的安全。

（二）内锅、密封门

为放置灭菌物的空间。

密封门主要由机械传动系统组成，安装特殊加工的橡胶密封圈和安全连锁装置，保证高压消毒器的正常开启、密封以及高温工作环境下的安全性和稳定性。

（三）管路系统

管路系统分为蒸汽、空气、水路和压缩空气管路。整个高压灭菌过程气体液体在管路系统流通，完成预真空、加热加压、卸压干燥等一系列的灭菌步骤。

（四）控制系统

控制系统具有条件控制、计时、计数、步进等控制功能，而且完成数学运算和数据处理，对整个灭菌过程进行监控。

第二节　使用方法与注意事项

高压蒸汽灭菌器使用前一定要阅读使用说明书。

一、使用方法

（一）使用前的准备

灭菌器内清洗干净,检查进气阀及排气阀是否灵活有效,并加入适量水。

（二）装放灭菌物

将待灭菌的物品放入灭菌器内,注意不要放得太挤,以免影响蒸汽的流通和灭菌效果。然后加盖旋紧螺旋,密封。

（三）预热及排气

加热升温使水沸腾,并由小至大打开排气管（排气阀）,排除冷空气,继续加热升温,再关闭排气管（阀）。

（四）升压保温

让温度随蒸汽压力增高而上升,待蒸汽压力升至所需压力（一般为103.43 kPa,温度则相当于121.3℃）时,控制热源,维持所需时间,持续15～20分钟即可达到灭菌目的。

（五）降压开盖取物

保压到规定时间之后,就停止加热,缓缓排气,待其压力下降至零时,方可开盖取物。

二、注意事项

1. 灭菌包不宜过大过紧（体积不应大于30 cm×30 cm×30 cm）,灭菌器内物品的放置总量不应超过灭菌器柜室容积的85%。各包之间留有空隙,以便于蒸汽流通、渗入包裹中央,排气时蒸汽迅速排出,保持物品干燥。

2.盛装物品的容器应有孔;若无孔,应将容器盖打开。

3.布类物品放在金属、搪瓷类物品之上。

4.被灭菌物品应待干燥后才能取出备用。

5.灭菌锅密闭前,应将冷空气充分排空,否则,即使压力表已指到103.43 kPa,而锅内温度只有100℃,这样芽孢则不能被杀死,造成灭菌不彻底。

6.随时观察压力及温度情况。

7.注意安全操作。每次灭菌前,应检查灭菌器是否处于良好的工作状态。

8.降压一般通过自行冷却。如果时间来不及,可以稍开排气阀降压,但排气阀不能开得太大,排气不能过急,否则灭菌器内骤然降压,灭菌物内的液体会突然沸腾,将棉塞冲湿,甚至外流。另外,降压时压力表上读数虽已降至"0"时,灭菌物内温度有时还会在100℃以上,如果开锅太快还有沸腾的可能,所以最好在降压后再稍停一会,灭菌物温度下降后再出锅较妥当。灭菌物灭菌后仍处于高温时,容器内呈真空状,降温过程中外部空气要重新进入容器。一般叫"回气",降温过快,回气就急,如棉塞不严密,空气中杂菌就会重新进入灭菌物使其污染,这往往造成高压蒸汽灭菌的失败,因而降压开盖取物不宜过急。

第三节 日常维护与常见故障排除

一、高压蒸汽灭菌器的维护与保养

(一)灭菌器箱体

用水和中性洗涤剂浸透软布,拧干后擦拭表面(勿使用稀释剂和挥发油)。再用清水冲洗后打开排水阀排掉水。

(二)排气贮存桶

中性洗涤剂和热水混合装入桶中,反复摇动振荡,干净后用清水冲洗。

(三)盖子衬垫和开口

用浸透的软布十分仔细地擦拭脏物和黏附的灰尘。

(四)电源开关检查

每月进行一次漏电保护功能检查,接通电源后用细棒按下电源开关的红色测试按钮,此时若电源开关自动关断,则其安全装置处于正常状态。

二、高压蒸汽灭菌器常见故障及其排除方法

(一)加热灯亮但不加热

故障分析:结合电路图分析其原因主要有定时器损坏或失灵;加温微动开关不通;温控器损坏或不准;灭菌器门开关失效;加热器烧断。

故障处理:首先用万用表直接检查定时器、加温微动开关和门开关的好坏。然后再将4个

220 V,550 W 的加热器断开,分别测量其电阻值,正常值为 96 Ω。若无故障,最后检查温控器。方法:将温控器旋钮取下,可见旋钮的中轴中间有一平口螺帽,出厂时温控器的温度设定值已校准,一般不予调动。但我们可通过调整的方法来判断温控器工作是否正常,顺时针或逆时针调节可改变温控器温度设定值的高低。如:顺时针旋转半圈后,再观察灭菌器腔内温度是否上升,如果无反应,表明温控器已坏,更换后即可排除故障。

（二）电源与加热指示灯亮但温度和压力不够。

故障分析:原因主要有储水箱无水或水不够;蒸汽安全阀漏气;温控器不准;灭菌器门密封圈不严;加热器烧断。

故障处理:首先目测检查蒸汽安全阀和灭菌器门密封圈,因灭菌器腔内压力较大,若漏气可明显观察到出汽响声。其次,打开储水箱盖,检查水量是否充裕。前两项正常后,基本可判断是温控器的问题,正常使用时,灭菌器腔内压力和温度分别为 2bars 和 134℃。检查:按前述方法调高温控器的设定温度值,而将压力表的预设值调至 2bars,再接通电源,观察温度和压力是否达到上述指标;若仍达不到,可再将温控器顺时针旋转半圈,反复几次便可。若仍达不到设定温度和压力,即可确定加热器烧断,更换新的加热器后,再通过上述方法调整温控器,便可解决此问题。

（三）压力上升缓慢

故障分析:可能原因是 1 个或 2 个加热器烧断;灭菌器腔内水太多;灭菌器门密封圈不严;温控器不准。

故障处理:首先检查灭菌器内的水量是否超过刻度线,若超过,检查进水阀正常后,再排除多余的水。然后再检查灭菌器门密封圈是否漏气,正常使用时,灭菌器门密封圈寿命为两年左右,若该灭菌器门密封圈已接近寿命年限,可予以更换。最后可按前述方法检查温控器和加热器,经过这几步的处理后,该故障应能得到顺利排除。

（四）多项阀置注水位,但水不能进入灭菌器

故障分析:该现象可考虑储水箱无水;多项阀不通;管路不通 3 个因素。

故障处理:首先打开储水箱盖并加入蒸馏水至刻度线处,再将多项阀调至灭菌位,定时器调至 20 分钟位,温控器调至 134℃位,接通电源,当定时器回到 0 时,多项阀应顺时针转到注水位,此时当压力回到 0 时,再转动多项阀至关的位置,主开关置停止位,开门换水,再重复几次,一般通过灭菌器腔内的高压蒸汽能将堵塞物冲出。如果通过此项处理后仍不能清除堵塞物,更换一只新的便可将故障排除。

第四节 计量校准

一、检测项目和技术指标

压力蒸汽灭菌设备的检测项目主要包括压力、温度和维持时间。技术指标参考国标

《GB15981-1995 消毒与灭菌效果的评价方法与标准》。

二、检测方法

(一)热分布检测

热分布检测是检查灭菌器灭菌性能的一项重要试验。通过热分布试验可得知灭菌器中各个不同位置的温差情况。检测时,将温度记录器均匀放置在蒸汽压力灭菌设备内。固定的位置至少包含以下 3 个:灭菌设备内可能的最高温度点(如蒸汽入口点)、最低温度点(冷凝水排放口)及温度记录控制探头附近。锅内需要检测几个点,便相应地摆放几个记录器。记录器放妥后,按照所要求的灭菌程序进行灭菌。灭菌程序结束,取出数据记录器与电脑相连接,读取各测温度点在整个灭菌过程中每个时间点的温度情况和压力情况。

(二)热穿透检测

对灭菌包中的实际灭菌温度进行检测。将温度数据记录器放在灭菌包裹内(也可将探针插入待灭菌物品的内腔)。记录器放妥后,按照所要求的灭菌程序进行灭菌。灭菌结束后,取出数据记录器,连接电脑读取数据。获知的数据即为待灭菌物品实际的灭菌温度。

(三)压力和时间检测

压力记录器放于灭菌器内任何位置,记录器放妥后,按照所要求的灭菌程序进行灭菌。灭菌结束后,取出数据记录器,连接电脑读取数据。灭菌时间的检测应使用标准表在灭菌过程中进行检测(要求不严格时可参考温度、压力记录器中的时间)。

第十七章
恒温浴

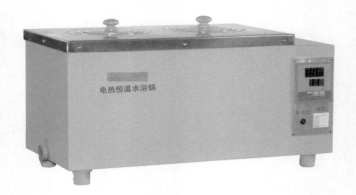

电热恒温水浴锅

第一节　结构原理简介

一、恒温浴的用途

实验室常用的恒温浴包括恒温水浴锅、恒温油浴锅、恒温水循环器、低温浴槽、电动搅拌恒温浴、恒温金属浴、电热套等。

恒温浴主要用于实验室中蒸馏、干燥、浓缩,以及温渍化学药品或生物制品,也可用于恒温加热和其他温度试验,是生物、遗传、病毒、水产、环保、医药、卫生等领域的必备工具之一。

二、恒温浴的工作原理

各种恒温浴中,最常见的是电热恒温水浴锅,首先介绍其结构及工作原理。

图17-1为常用的电热恒温水浴锅。水槽的内部放有带孔的铝制搁板及不锈钢管加热器;上盖上配有不同口径的组合套圈,可适应不同口径的烧瓶;水浴锅左侧放有水管,右侧是电气箱,电气箱前面板上装有温度控制仪表、电源开关,电气箱内有电热管和传感器。

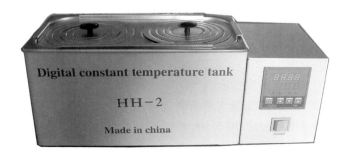

图17-1　电热恒温水浴锅

其工作原理如图17-2所示:传感器将水槽内水的温度转换为电阻值,经过测量放大电路的放大、比较后,输出控制信号,有效地控制电加热管的平均加热功率,使水槽内的水温保持在设定值。

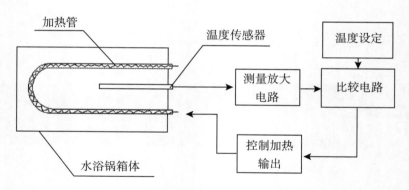

图 17 – 2　水浴锅温度控制原理示意图

　　根据使用场合的不同,各种恒温浴的形状各异,但其工作原理与水浴锅大致相同。恒温油浴锅由于多用于较高温度,一般会增加一些保温、防止烫伤等功能;低温浴槽带有制冷盘管,可以将恒温介质温度降至室温以下;电动搅拌恒温浴增加了磁力搅拌或电动搅拌等功能;金属浴则大多采用半导体制冷片实现加热或制冷。

第二节　使用方法与注意事项

一、使用方法

下面以恒温水浴锅为例,介绍一下恒温浴的使用方法。

1. 首先在水槽内加入足量的蒸馏水。

2. 接通电源,待自检结束后,设置实验所需要的温度。

3. 待温度达到目标温度后稳定 30 分钟,可进行试验。

4. 关机时,先关电源,再拔掉电源插座。

5. 长时间不用时,要排空槽内水分,晾干后封存。

大多数恒温浴操作比较简单,使用前只要认真阅读说明书和注意事项即可。

二、使用注意事项

1. 水浴锅加水必须没过加热管,否则加热管干烧,极容易造成损坏,严重的可能造成事故。

2. 水浴锅必须使用蒸馏水。使用普通自来水容易在水槽内和加热管上沉积水垢,影响加热效率。

3. 使用时要经常检查水槽液面,蒸馏水消耗过多时要及时补充。

4. 油浴锅使用时一定要注意防止高温烫伤。

5. 带磁力搅拌的恒温油浴,搅拌子转动速度要由低到高缓慢调节,防止突然快速转动,将高温硅油溅出。

6. 恒温浴要良好接地,墙面插线板要有漏电保护器,防止恒温浴漏电产生危险。

7. 电热套使用时注意不要使液体洒入套内。如不慎洒入,要立即断电,将电热套放在通风处,待干燥后方可使用,以免漏电或电器短路发生危险。

8. 电热套使用时严禁在不放玻璃容器和溶液的情况下进行加热干烧。

第三节　日常维护与常见故障排除

一、日常维护

1. 温度校准,一般每隔 3 个月应该校准一次温度。

以恒温水浴锅为例,介绍温度校准方法。

将水浴锅运行在经常用的温度值,用一根标准的温度计插在水槽中间位置,待数值稳定后,读取温度计示值是否与水浴锅显示值一致,如果差别在 ±0.2℃ 以上,则修正显示值即可。

2. 经常清洁,一般情况下,每周要清洁一次水垢和沉积物。

3. 散热器的定期清理:带有制冷功能的恒温浴,如恒温水循环器、低温浴槽,一般采用压缩机制冷,制冷产生的热量通过散热器散发,如果散热器翅片间积累了很多灰尘、毛发等脏物,会严重影响散热器通风散热,因此要定期清理散热器,一般每 3 个月进行一次。

二、常见故障排除

(一)故障现象:开机无任何显示

故障原因:保险管坏。

故障解决:更换新的同规格保险管;如果故障依旧,则请专业人员维修。

(二)故障现象:不加热

故障原因:加热管坏或控温电路故障。

故障解决:更换新的加热管或维修控温电路。

(三)故障现象:温度显示不准确

故障原因:温度传感器坏,或温度需要校准。

故障解决:更换新的温度传感器或校准温度。

(四)故障现象:温度控制不住,始终加热

故障原因:控温电路故障。

故障解决:维修控温电路。

（五）故障现象：温度波动大

故障原因：控温仪需要重新自整定。

故障解决：参考说明书，对温控仪进行自整定，以得到最优的控温参数。

（六）故障现象：不制冷

故障原因：制冷系统故障。

故障解决：清理散热器；如果故障依旧，请制冷维修人员解决。

第十八章
液相色谱-质谱联用仪

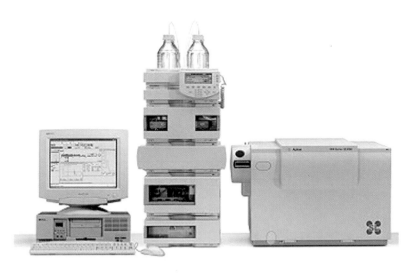

一、质谱法

质谱分析是先将物质离子化,按离子的质荷比分离,然后测量各种离子谱峰的强度而实现分析目的的一种分析方法。质谱的样品一般要汽化,再离子化。不纯的样品要用色谱和质谱联用仪,即通过色谱进样,色谱分离,再经质谱检测。离子在电场和磁场的综合作用下,按照其质量数 m 和电荷数 Z 的比值(m/z,质荷比)大小依次排列成谱被记录下来,并以检测器检测到的离子信号强度为纵坐标,离子质荷比为横坐标作条状图,即为我们常见的质谱图。

二、液相色谱 – 质谱联用仪(以下简称 LC – MS)的构成

LC – MS 一般由进样系统、离子源、分析器、检测器组成。此外,还包括真空系统、电气系统和数据处理系统等辅助设备。其分析过程可以用图 18 – 1 简单描述。

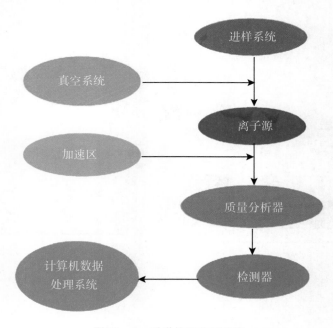

图 18 – 1 质谱仪工作流程图

（一）进样系统

液质联用仪一般有两种进样方式：第一种是输注，即用注射器泵（syringe pump）将样品溶液直接缓慢输入到离子源。这种方法虽然简便、快速，但是需要相对多的样品，且难以实现自动进样分析；第二种是流动注射，即将样品溶液注入 HPLC 进样系统，由 LC 泵缓慢推动溶剂将样品溶液直接注入离子源。这种方法既简便、快速，样品溶液的用量又小，易于实现自动进样分析。

（二）离子源

使样品产生离子的装置叫离子源。液质联用中最常用的离子源有大气压电喷雾电离源（ESI）和大气压化学电离源（APCI），两者均利用大气压电离（API）技术。

（三）质量分析器

将离子源产生的离子按 m/z 分开后，质量分析器分析在离子源中产生的离子，控制它们的移动，并将它们转化为实际信号。

（四）检测器

离子检测器由收集器和放大器组成。

第二节　使用方法及注意事项

LC – MS 的操作须严格按其使用说明书进行。下面以 Agilent 6410 液质为例，简要介绍 LC – MS 的一般使用方法及注意事项。

一、LC – MS 的使用方法

（一）准备

配制所需流动相，并且放入超声波中脱气 10 分钟以上；按要求对样品进行前处理，配制好标准品；检查气源压力：液氮罐的分压表压力在 0.6 ~ 0.7 MPa，氮气（碰撞气）在 0.1 ~ 0.2 MPa；检查质谱后机械泵中的泵油不得低于最低线；检查电源线是否连接好。

（二）开机

仪器从断电状态开机时，确认气振阀处于关闭状态后，打开仪器左侧板上的总电源，随后将前面板左下方的电源按键按下，真空泵即开始工作。2 ~ 3 分钟后，仪器内置的系统启动完毕，可以开启工作站与仪器通讯。等待四极杆温度达到 100℃，高真空达到 4×10^{-5} Torr 之后，即可进行调谐或开始实验。

当仪器距离上次调谐超过一个月，或者重新开机预热后，建议进行调谐，以使质谱仪达到最佳使用状态。调谐过程中，首先确认调谐液存量和管线连接状态，然后进入工作站的 Tune 界面，选择适当的极性，点击 Autotune，系统会自动完成调谐，并给出调谐报告。

质谱仪正常工作时，前级真空 1.5 ~ 3 Torr；高真空（2.5 ~ 4）$\times 10^{-5}$ Torr（6410），（1.5 ~ 2.5）$\times 10^{-5}$ Torr（6460）。有喷雾时，毛细管电流应基本稳定，无跳跃式波动。

（三）关机

实验结束后，可以选择 Standby，将质谱系统休眠。如需彻底关闭系统，先要放空系统，等待真空泵停转，系统给出放空完成的提示时，方可关闭电源。

二、LC－MS 的使用注意事项

1. 实验室温度应保持在 18～22℃。

2. 因为任何原因造成的断电，请关闭仪器开关，等待供电恢复 10 分钟以上再开启电源，否则有可能烧毁电路板。

3. 在仪器开机（即使处于休眠）时如果长时间停止气体供应，会造成真空腔体内部污染。

4. 过高的碰撞气分压有可能损坏仪器内部的电磁阀。

5. 在仪器开始抽真空时，请不要打开前级泵上的气振阀，否则可能因为回油污染真空腔体内部。

6. 当质谱开机时，就应接入干燥气，尽量避免抽入空气。

7. 分子涡轮泵降速时需要散热，所以应避免采用直接关电源关机或突然停电。

8. 流动相不能使用盐和其他不挥发性物质（如磷酸等）。常用的流动相调节剂有甲酸、醋酸和氨水等。

9. 整个实验结束后，自动进样瓶用水冲洗干净后用洗液浸泡 10 分钟，再用蒸馏水冲洗。自动进样瓶小盖不能用洗液清洗，应浸泡于蒸馏水中，超声 30 分钟，晾干。所有容器都不能用洗洁精清洗！

第三节 | 日常维护与常见故障排除

LC－MS 的维护以其使用说明书的规定为准。下面以 Agilent 6410 液质为例，简要介绍 LC－MS的日常维护和常见故障排除。

一、LC－MS 的日常维护

（一）储液器

定期清洗溶剂过滤器及溶剂瓶（可以高温灭菌），至少每 3 个月清洗一次，防止滋长微生物或堵塞。查看过滤器是否变色（尤其是盛放水相的溶剂瓶）。拧开脱气机出口或比例阀入口管线，此时溶剂会因为重力流出，当脱气机或溶剂过滤头堵塞时，溶剂会流出不畅或不流出。更换流动相时，应彻底清洗，防止交叉污染。清洗时，先将堵塞的溶剂过滤器从瓶头组件中拿下，用水冲洗残留之溶剂，然后将过滤器放在装有浓硝酸（35% 左右）的烧杯里浸 1 小时，接着用蒸馏水彻底冲洗过滤器至水为中性。可以把过滤器放在塑料烧杯内超声清洗，但是不可使用玻璃器皿。注意：金属滤头可以使用超声清洗，但不能使用强酸清洗。

（二）泵的维护

旋转真空泵为仪器提供初始真空。进行真空泵的维护时,首先请通过泵的观察窗观察润滑油的量、颜色,并确认泵机的声音是否正常:润滑油最初应该是无色透明,使用后逐渐变成茶色,进而变成黑色。由于各泵机都有自己专用的润滑油,更换润滑油时请务必注意。油必须最少每年更换一次,或者每年两次,若油液面低于警戒线,应及时加油。

定期振气:使用 ESI 源时,每周打开机械泵上的旋钮一次,振气 20 分钟;使用 APCI 源时,每天振气 20 分钟。开启时可以将气振阀开到最大后,向回转半圈。振气后注意及时关闭气振阀。

（三）离子源的维护

离子源应该每天清洁,防止残留基体污染效应。每天实验完成之后,打开离子源,使用 1:1 异丙醇－水溶液清洁离子源内表面、防溅板等易污染的地方。

每隔一段时间,可以取下离子源,用 1:1 异丙醇－水溶液浸泡清洗离子源。必要时,可以用 4000 目的砂纸打磨。

拔下雾化器,查看 Needle 是否被污染,可以用 1:1 异丙醇－水溶液冲洗或者放在溶液里面超声清洗,必要时可以调节 Needle 的位置。

（四）毛细管的维护

毛细管每 3~6 个月维护一次,铂金涂层变透明时需要更换。首先关闭和放空系统,打开喷雾室,移开防溅板,把毛细管帽从毛细管的末端移开,垂直地从去溶剂装置拉出毛细管。注意毛细管是玻璃制品,施加过多的力会使它断裂。切取 50 cm 左右长的毛细管清洁金属丝,将线的两头末端小心地穿过毛细管,拉动线,使只有一小段线圈露在毛细管外面。从无屑棉签中撕取少量棉花,塞到线圈中。棉花必须足够小,否则毛细管可能会被毁。用 1:1 异丙醇－水溶液润湿棉花,小心地把金属丝和棉花拉出毛细管(此步清洗可反复进行几次)。用针筒或移液枪吸取 1:1 异丙醇水反复冲洗毛细管内壁数次。用干净的无尘布擦去毛细管的异丙醇水溶液。重新安装毛细管。

（五）八极杆系统的维护

必要时,可以对八极杆系统进行清洗。八极杆系统包括截取锥、离子透镜(ion optics)、八极杆几部分。拆卸八极杆系统时,注意标记好其连接线,以便复位。清洁时,用无屑棉签沾 1:1 异丙醇水擦洗截取锥、离子透镜和八极杆外围部分。将无屑棉签摘取掉大部分棉花,用 1:1 异丙醇水沾湿后穿入八极杆清洁(棉花不可留太多,否则易使八极杆变形)。用手拿住八极杆悬空放置于装满 1:1 异丙醇水的烧杯中超声波清洗约 10 分钟,倒过来将八极杆朝下再超声波清洗约 10 分钟,倒掉异丙醇水溶液,用纯异丙醇超声波清洗数分钟。将截取锥、透镜及其他可清洗部件一起放入 1:1 异丙醇水的烧杯中超声波清洗,倒掉异丙醇水溶液,再加入纯异丙醇超声波清洗。将超声好的各部件用干净的镊子夹出放置于干净的无尘布上晾干。

注意以上清洗过程需佩戴无尘手套,在清洁环境中进行,所使用的耗材和工具应使用厂家的配套设备,以避免污染。

二、LC－MS 的常见故障排除

（一）开机后,质谱仪在 3 分钟内自动关机

这个故障一般是由于机械泵前级真空达不到设定值,从而 3 分钟后整个 MS 系统关机。

可以检查泵油的液位是否正常,检查滤油器内是否有过多的泵油,打开气振阀使泵油回流。

（二）峰面积重现性下降

检查 HPLC 的重现性是否正常,排除脱气机、泵、自动进样器故障;检查 MSD 部分:雾化针位置、毛细管电流是否稳定、流动相做一个全扫描(100～1000),看质谱强度是否小于 30 000、Checktune 是否通过清洗离子源,清洗、钝化毛细管,清洗八极杆系统。

（三）在 APES 模式下,质谱仪工作正常,APCI 模式信号下降或调谐失败

检查 APCI 的 Corona needle 表面是否碳化。高浓度的乙腈会使 Corona needle 表面碳化,导电性降低,用随机带的 4000 目的砂纸对其进行打磨清洗。

（四）质谱仪不出峰

检查 HPLC 检测器是否出峰;检查真空是否在正常范围内;检查喷雾针流量;检查毛细管电流、腔电流;检查调谐情况。

（五）质谱仪与软件无法通讯

检查 TCP/IP 通讯,利用 DOS 模式的 Ping 命令检查 LC 和 MS 通讯是否正常[如 Ping 192. 168.254.11(LC)]。硬件重启:关闭电源开关,5 秒后再打开;如果不起效,放气后,关闭前面板开关,关闭侧面主开关,等待 1 分钟后再开机,重启计算机,重启软件。

第四节 计量校准

根据国家计量规范《JJF 1317 - 2011 液相色谱 - 质谱联用仪校准规范》),可以对 LC - MS (以三重四极杆质谱为例,电离模式为 ESI +)进行校准,其主要测试项目如下。

一、外观检查

主要指安全性能、仪器外观、仪器铭牌的目视检查。

二、分辨力

分辨力指分辨两个相邻质谱峰的能力,用利血平离子的半峰宽表示:仪器稳定后,按仪器说明书或规范推荐的条件设置质谱参数,将扫描范围设为 $m/z = 606 \sim 612$,注入 5 ng 利血平标准溶液,观察质谱图,记录 m/z 609 处的质谱峰,计算半峰宽,作为分辨力的结果,分辨力应不大于 1 u。

三、信噪比

信噪比指待测样品信号强度与基线噪声的比值,记为 S/N。将利血平离子的质核比设为 609,子离子设为 195,进样 50 pg,观察色谱图,记录色谱峰峰高。连续进样六次取峰高的平均值作为 H_s。同时记录某次信号峰后 30 分钟内基线输出信号的最大值和最小值之差,作为 H_n。根据公式(18 - 1)计算信噪比。

$$S/N = H_s/H_n \qquad (18-1)$$

三重四极杆型、电离模式为 ESI + 的 LC－MS,信噪比应大于 30:1。

四、质量准确性

LC－MS 的质量数应用范围不大于 1000 时,可选用利血平、黄体酮和咖啡因作为标准物质。将扫描范围设为相应特征离子质核比理论值 $M_{i理}$(利血平 609.28、黄体酮 315.23 和咖啡因 195.09)±5 的范围,分别进样 10,10,5 ng,观察质谱图,记录特征离子的实测质量数 $M_{i测}$(保留两位有效数字)。根据公式(18-2)计算 $\triangle M$,取其最大值作为质量准确性的结果。

$$\Delta M = |M_{i测} - M_{i理}| \qquad (18-2)$$

LC－MS 的质量数应用范围大于 1000 时,可选用 PPG425、PPG1000、PPG2000 混合溶液(特征离子理论值 m/z:59.05,175.13,616.46,906.67,1254.93,1545.13,2010.47,2242.64)作为标准物质,进样 50 ng,按照上述方法进行测试。

质量准确性应不大于 0.5 u。

五、峰面积和保留时间重复性

参照信噪比检测的条件,对 LC－MS 进行设置,连续进样 50 pg 利血平 6 次。根据公式(18-3)分别计算峰面积和保留时间的相对标准偏差(RSD),作为峰面积和保留时间重复性的结果。

$$RSD = \sqrt{\frac{\sum_{i=1}^{6}(x_i - \bar{x})^2}{6-1}} \times \frac{1}{\bar{x}} \times 100\% \qquad (18-3)$$

式中:x_i——第 i 次测量保留时间或峰面积;

$\bar{x}$——6 次测量保留时间或峰面积的平均值。

峰面积重复性应不大于 10%,保留时间重复性应不大于 1.5%。

另外,对于离子阱型 LC－MS 还应检测离子丰度比重复性。

第十九章
移液器

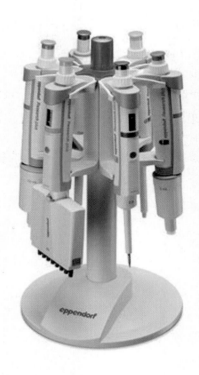

本章主要介绍移液器的基本原理、基本结构、操作规程、日常维护等内容。

第一节　结构原理简介

移液器最早出现于 1956 年,由德国生理化学研究所的科学家 Schnitger 发明,1958 年德国 Eppendorf 公司开始生产按钮式移液器,成为世界上第一家生产移液器的公司。移液器的吸液范围在 1 ~ 1000 μl,适用于临床常规化学实验室使用。移液器发展到今天,不但加样更为精确,而且品种也多种多样,如微量分配器、多通道移液器等。

移液器的工作原理是活塞通过弹簧的伸缩运动来实现吸液和放液。在活塞的推动下,排出部分空气,利用大气压吸入液体,再由活塞推动空气排出液体。因此,使用移液器时,配合弹簧的伸缩特性来操作,可以很好地控制移液的速度和力度。

移液器的结构:如图 19 - 1 所示,一般包括控制按钮(不同厂家设计不同,通常也通过此按钮进行吸液体积调解)、吸头推卸按钮、体积显示窗、套筒、弹性吸嘴和吸头。

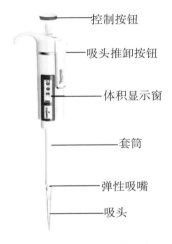

图 19 - 1　移液器结构示意图

控制按钮　吸头推卸按钮　体积显示窗　套筒　弹性吸嘴　吸头

第二节　移液器的分类及移液技术

一、移液器的分类

(一)空气垫式移液器

空气垫,又称活塞冲程,Air Displacement,活塞冲程式移液器可很方便地用于固定或可调体积液体的加样,加样体积的范围在0.1 ~ 10 ml。移液器中的空气垫的作用是将吸于塑料吸头内的液体样本与移液器内的活塞分隔开来,空气垫通过移液器活塞的弹簧样运动而移动,进而带动吸头中的液体,移动体积和移液吸头中高度的增加决定了加样中这种空气垫的膨胀程度。因此,活塞移动的体积必须比所希望吸取的体积要大(为2%~4%),温度、气压和空气湿度的影响必须通过对空气垫移液器进行结构上的改良而降低,使得在正常情况下不至于影响加样的准确度。一次性吸头是本加样系统的一个重要组成部分,其形状、材料特性及与加样器的吻合程度均对加样的准确度有很大的影响(图19-2)。

（二）活塞正移动移液器(Positive Displacement)

以活塞正移动为原理的移液器不受物理因素的影响,因此,在空气垫加样器难以应用的情况下,活塞正移动加样器可以应用,如具有高蒸汽压的、高黏稠度以及密度大于2.0 g/cm³的液体;又如在临床聚合酶链反应(PCR)测定中,为防止气溶胶的产生,最好使用活塞正移动加样器。活塞正移动加样器的吸头内含一个可与加样器的活塞耦合的活塞,这种吸头一般由生产加样器的厂家配套生产,不能使用通常的吸头或其他厂家的吸头(图19-3)。

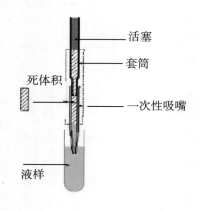
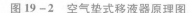
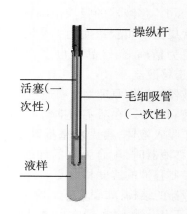

图19-2　空气垫式移液器原理图　　　　图19-3　活塞正移动移液器原理图

（三）多通道移液器、电子移液器

多通道移液器通常为8通道或12通道,与96孔微孔板一致。多通道移液器的使用不但可减少实验操作人员的加样操作次数,而且可提高加样的精密度;电子移液器和分配器为半自动加样系统,电子移液器最大的优点是其具有很高的加样重复性,应用范围广。

二、移液技术

（一）正向移液

设定量程,将移液器排放按钮按至第一停点,然后平稳松开按钮,液体吸入吸头内。放液时,吸嘴紧贴容器壁,先将排放按钮按至第一停点,略作停顿后,再按至第二停点(图19-4)。

Forward pipetting

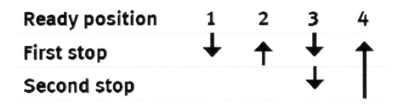

图 19 - 4   正向移液技术

（二）反向移液

将按钮按至第二停点,将吸头浸入液面,使控制钮缓慢滑回原位松开按钮吸样。放液时,吸头紧贴容器壁,将排放钮按至第一停点即可;释放至第一停点,松开按钮,剩余体积废弃或还回原容器(图 19 - 5)。

Reverse pipetting

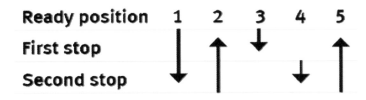

图 19 - 5   反向移液技术

（三）反复移液

将按钮压至第二停点,将吸头浸入液面,使控制钮缓慢滑回原位松开按钮吸样。放液时,吸头紧贴容器壁,先将排放按钮按至第一停点(图 19 - 6)。重复第 3、第 4 步骤,剩余体积废弃或还回原容器,释放时至第一停点即可,松开按钮。

Repetitive pipetting

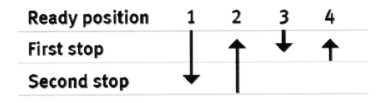

图 19 - 6   反复移液技术

（四）全血移液

将按钮压至第一停点,将吸头浸入液面,使控制钮缓慢滑回原位,松开按钮吸样。排液时,吸头紧贴容器壁,先将控制按钮按到第一停点,然后放液,重复如图 19 – 7 第 3、第 4 步骤 3 ~ 4 次,直至液体放干净为止,最后按下按钮至第二停点把吸头内壁纸的液体彻底排尽,松开按钮。

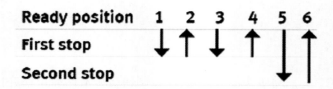

图 19 – 7　全血移液

第三节　使用方法与注意事项

一、移液器的使用方法

（一）对于易挥发的液体

在移液前需要润洗 2 ~ 3 次,在吸液完成后尽快排液,尽量减少液体挥发的损失。为了避免损坏活塞,推荐使用带滤芯的吸头。

（二）高黏度样品

采用反向移液的模式进行移液,同时在吸液和排液时均需要 3 ~ 5 秒的停留时间。

（三）精细微量的样品

采用反向移液的模式进行移液。为了减少样品损失,推荐使用低吸附吸头。

（四）高密度/低密度样品

移液器的精度数值都是基于转移纯水,在移液前需要先明确样品的密度,然后把示窗显示值调节成待转移体积与密度的乘积。

（五）高温/低温样品

在移液前绝不可润洗吸头。为避免温度的影响,每次移液均需更换吸头,在吸液完成后尽快排液。

（六）高传染样品

采用带滤芯吸头,避免移液管嘴被污染,导致移液过程中的交叉污染。

二、移液器操作的注意事项

(一)吸头

选择合适的吸头对于最终移液的准确性影响很大。对于盒装吸头,在轻轻向下压的同时左右晃动移液器 1~2 秒即可;如果是散装的吸头,在用手把吸头往移液器方向轻轻施压的同时稍稍转动吸头 1~2 秒即可。

(二)量程

一般来说,移液器的可用量程范围是移液器最大量程的 10%~100%,对特定的一支移液器,其移液的精度随移液量的降低而降低,最佳的量程范围是移液器最大量的 30%~100%。在调节量程的过程中,遵守"从大到小"的原则:当从大量程调至小量程时,直接调节到位即可;当把小量程调为大量程时,需先超过所需量程 1/圈 3 或 1/2 圈,然后再回调到所需的量程,以便消除移液器本身的机械误差。

(三)吸液

在正式移液前,先用吸头吸取待转移的液体,然后再把它作为废液排掉,目的是减少吸头内壁吸附力对精度的影响,润洗次数以 2~3 次为宜。在移液的过程中须保持移液器处于竖直状态,最大倾角不超过 20°(一般有倾角会导致实际吸液量偏大)。在吸液的过程中,须慢慢减小拇指的下压力,使液体在吸头内均匀且缓慢地上升,对于大量程(ml 级)和黏度较高的样品,在松开拇指后,将吸头在液体内停留 3~5 秒才能移出。

在移液器使用完毕后,须将移液器调至最大量程,使弹簧回复原形以延长移液器的使用寿命,然后将移液器竖直放置在移液器架上,以防吸头内的液体污染移液器内部导致弹簧生锈。

第四节　日常维护与常见故障排除

一、外部清洁

由于移液器的外壳都有一定的抗腐蚀性,所以常见的有机溶剂(如乙醇)和清洁剂(如洗洁精)都可以使用。但一定要注意两点:其一,务必用纸或布蘸取有机溶剂或清洁剂(以下统称为清洁剂)来擦拭,绝不可用清洁剂直接擦拭,以防清洁剂通过移液器上的缝隙进入移液器的内部;其二,在用清洁剂擦拭完毕后,再用纸或布蘸水去除清洁剂的残留。

二、内部维护(按如下步骤进行)

(一)拆卸吸头推出器

不同品牌的移液器拆卸吸头推出器的方法有所不同,主要有以下几种:①直接用力拔出,如 EPPENDORF 和 GILSON 等;②用专用工具拆卸(供应商在购买时提供),如 Finnpipette、BIOHIT(P-line)和大龙等;③要先拧下固定螺丝,如立洋(NICHIRYO);④吸头推出器和套柄是一体的,按套柄的拆卸办法取出,如 BRAND 等;⑤直接拧下即可,如 BIOHIT(m − line)。

（二）拆卸套柄

一般是逆时针方向拧下即可（EPPENDORF 等品牌的套柄不易拧下,可以借助其提供的辅助工具）。

（三）取出活塞并清洁

活塞的清洁方法与外部清洁相同,但要注意三点:①清洁剂应用乙醇或中性清洁剂;②用的纸或布要质地柔软且不会掉屑;③大多数移液器的活塞上都有密封圈和 O 形环,这些配件体积很小,在清洁时一般不需取下,以防丢失,并且在装的时候要注意安装的顺序。

（四）清洁套柄内部

可以用水冲洗,但需要用电吹风吹干并自然冷却。如果堵塞了,可以用细长金属工具疏通,但注意不要划伤套柄内表面。

（五）维护活塞

清洁完毕且表面干燥后,在活塞表面均匀涂抹润滑剂:部分品牌（如 EPPENDORF）在包装盒内会提供专用润滑剂;如果没有,建议用硅脂,切记不要使用凡士林。

（六）把活塞放入套柄中后装上套柄和吸头推出器

三、定期进行漏液排查

吸液后,垂直放置 15 秒,观察吸头内月牙形液面是否下降;如果液面下降,首先检查吸头是否有问题,如有问题及时更换。更换吸头后,液面仍下降说明活塞组件有问题,此时需要找专业维修人员修理。

四、移液器的常见故障及解决方案

（一）移液示值误差超出允许范围

故障原因:

1. 使用了不合适的吸头

解决方法:用原厂的吸头测试。

2. 移液器没有定期保养

解决方法:进行常规维护。

3. 安全圆锥过滤器污染

解决方法:更换安全圆锥过滤器。

（二）移液器渗漏

故障原因:

1. 使用了不合适的吸头或吸头安装不正确

解决方法:使用合适的吸头,或重新稳妥地安装吸头。

2. 吸头圆锥磨损或污染

解决方法:清洗或更换安全圆锥。

3. 活塞密封磨损或润滑剂不足

解决方案:清洗并润滑垫圈,或更换垫圈。

（三）操作按钮卡住或无法固定

故障原因：

1. 液体已经流过吸头圆锥并在移液器内部变干

解决方法：清洗活塞、密封处和吸头圆锥，并上润滑油。

2. 安全圆锥过滤器污染

解决方法：更换安全圆锥过滤器。

3. 润滑不足

解决方法：使用硅脂润滑剂。

（四）移液器阻塞，吸液容量太小

故障原因：液体已经通过吸头圆锥并在移液器内部变干。

解决方法：清洗垫圈和活塞并进行润滑，清洗安全圆锥。

（五）吸头弹出器卡住或无法固定

故障原因：吸头圆锥和/或止推环污染。

解决方法：用软布蘸取柔的清洁剂或70%乙醇擦拭干净。

第五节　计量校准

移液器在使用一段时间后，由于活塞组件的磨损会导致移液器的实际值与设定值之间产生偏差，因此需要定期检定，比较测量值与设定值之间的差异。移液器的检定依据《JJG 646 - 2006 移液器计量检定规程》进行。

一、适用范围

适用于移液器的首次检定、后续检定及使用中的检验。

二、计量性能要求

移液器在标准温度20℃时，其容量允许误差和测量重复性应符合表19-1的要求。

表19-1　移液器容量允许误差和测量重复性

标称容量/μl	检定点/μl	容量允许误差±（%）	测量重复性≤（%）
1	0.1	20.0	10.0
	0.5	20.0	10.0
	1	12.0	6.0

标称容量/μl	检定点/μl	容量允许误差±（%）	测量重复性≤（%）
2	0.2	20.0	10.0
	1	12.0	6.0
	2	12.0	6.0
5	0.5	20.0	10.0
	1	12.0	6.0
	5	8.0	4.0
10	1	12.0	6.0
	5	8.0	4.0
	10	8.0	4.0
20	2	12.0	6.0
	10	8.0	4.0
	20	4.0	2.0
50	5	8.0	4.0
	25	4.0	2.0
	50	3.0	1.5
100	10	8.0	4.0
	50	3.0	1.5
	100	2.0	1.0
200	20	4.0	2.0
	100	2.0	1.0
	200	1.5	1.0
1000	100	2.0	1.0
	500	1.0	0.5
	1000	1.0	0.5
2500	250	1.5	1.0
	1250	1.0	0.5
	2500	0.5	0.2
5000	500	1.0	0.5
	2500	0.5	0.2
	5000	0.6	0.2
10 000	1000	1.0	0.5
	5000	0.6	0.2
	10 000	0.6	0.2

三、通用技术要求

（一）外观要求

1. 移液器塑料件外壳表面应平整、光滑，不得有明显的缩痕、废边、裂纹、气泡和变形等现象；金属件表面镀层应无脱落、锈蚀和起层。

2. 移液器主体应具有下列标记：产品名称、制造厂或商标、标称容量（μl 或 ml）、型号规格、出厂编号等。

（二）活塞

按动移液器的活塞时，上、下移动应灵活，分档界限明显。

（三）调节器

移液器的显示窗在容量调节动作时，应转动灵活，数字指示清晰、完整。

（四）吸液嘴

1. 吸液嘴应采用聚丙烯材料制成。

2. 吸液嘴不得有明显的弯曲现象。内壁应光洁、平滑，排液后不得有残留液体存在。

3. 不同规格型号的移液器应采用相应配套的吸液嘴。

（五）密合性

移液器在 0.04 MPa 的压力下，5 秒内不得有漏气现象。

四、计量器具控制

（一）检定条件

1. 检定环境：移液器应在室温为 (20 ± 5)℃，且室温变化不得大于是 1℃/h 的条件下进行检定。

2. 检定介质：检定介质应符合 GB 6682 - 1992《分析实验用水规格和试验方法》要求的蒸馏水或去离子水，并提前 24 小时放入实验室内，使其温度与室温温差不得大于 2℃。

3. 被检移液器应在检定前 4 小时放入实验室内。

4. 检定设备：主要设备必须经法定技术机构检定合格且在有效期内。检定设备见表 19 - 2。

表 19 - 2 检定设备

	仪器名称	测量范围	技术要求
主要设备	电子天平	30 g	分度值 0.001 mg
	电子天平	40 g/210 g	分度值 0.01 mg/0.1 mg
	真空表	$(0 \sim 0.1)$MPa	分辨力 0.01 MPa
	温度计	$(0 \sim 30)$℃	分辨力 0.1℃
	秒表	—	分辨力 0.1 秒
辅助设备	抽气辅助设备	100 ml	
	试剂广口瓶	500 ml	
	读数放大镜	1×10 倍	
	检定架、带盖称量杯等		

（二）检定项目

检定项目见表 19 – 3。

表 19 – 3　检定项目

检定项目	首次检定	后续检定	使用中检验
外观	+	+	+
密合性	+	+	-
容量	+	+	+

"＋"表示应检项目;"－"表示可不检项目

（三）检定方法

1. 外观检查

用目测、触摸或用放大镜观察被检移液器,外观应符合规程要求。

2. 密合性检验

（1）用一只装满清水的透明广口试剂瓶,瓶塞上分别有三个孔,将真空表、测试玻璃管及抽气设备（可选玻璃注射器）分别安装在瓶塞上。

（2）将已安装吸液嘴的待检移液器连接在浸入液体 5 cm 的测试玻璃管的上端,启动抽气设备,使真空表指针指示在 0.04 MPa,达到平衡后,持续 5 秒,此时测试玻璃管下端不得有气泡产生。

3. 容量检定

采用称量法对移液器进行检定。

（1）检定前的准备:所选用的涡流吸液嘴应与被检移液器的吸引杆配套。在移液器的吸引杆的下端,轻轻转动吸液嘴,以确保移液器的每支吸液嘴在检定前安装牢固。

（2）检定步骤

①将带盖的称量杯放入电子天平中,待天平显示稳定后,按下清零键使电子天平归零。

②将移液器的容量调至被检点。

③垂直地握住移液器,将按钮揿到检定位置,此时将吸液嘴侵入装有蒸馏水的容器内,并保持在液面下 2~3 mm 处,缓慢放松按钮,等待 1~2 秒后离开液面,擦干吸液嘴外的液体（此时不能碰到流液口,以免将吸液嘴内液体带走）。

④从电子天平中取出称量杯,将吸液嘴流液口靠在称量杯内壁并与其成 45℃,缓慢地把按钮揿到第一停止点,等待 1~2 秒,再将按钮完全揿下,然后将吸液嘴沿着称量杯的内壁向上移开。

⑤将称量杯放入天平称盘上,记录此时天平显示出的数值,同时测量并记录此时容器内蒸馏水的温度。

⑥重复六次执行①~⑤,每次测量误差不得超过表 19 – 1 的规定。

4. 数据处理

（1）移液器实际容量计算:将执行上述操作所测得的质量值、温度值和空气密度值分别代入下式,即可求得被检移液器在标准温度20℃时的实际容量值(公式19-1)。

$$V_{20} = m \times K(t) \tag{19-1}$$

式中:m——被检移液器所排出的蒸馏水表观质量,g;

　　　$K(t)$——常数,蒸馏水温度为20.0℃时,值为1.002858。

(2)移液器的容量相对误差计算(公式19-2):

$$E = \frac{V - \bar{V}}{\bar{V}} \times 100\% \tag{19-2}$$

式中:V——标称容量,μl;

　　　$\bar{V}$——六次测量的算术平均值,μl。

(3)移液器的容量重复性计算(公式19-3)

$$\sigma_{n-1} = \sqrt{\frac{\sum\limits_{i=1}^{n} (V_i - \bar{V})^2}{n-1}} , S = \frac{\sigma_{n-1}}{\bar{V}} \times 100\% \tag{19-3}$$

式中:σ_{n-1}——标准偏差;

　　　n——检定次数;

　　　V_i——单次测量值,ul;

　　　S——重复性。

(四)检定结果处理

经检定合格的移液器应出具检定证书,检定不合格的移液器出具结果通知书,并注明不合格项。

(五)检定周期

移液器检定周期为1年。

第二十章
离子色谱仪

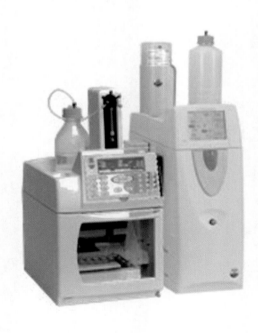

第一节　结构原理简介

离子色谱仪（iron chromatography）是近几十年发展起来的一种基于色谱法的分离分析仪器。它的主要用途是分析水中的阴、阳离子含量。近年来，随着部分生活环境的日益恶化以及人们对健康的日益重视，生活用水和液态食品的成分检测技术受到越来越多的关注。

一、基本原理

离子色谱法是高效液相色谱法中分离分析溶液中离子组分的方法。其分离机理是离子交换，常用于分析亲水性阴、阳离子。离子交换色谱主要有三种，即高效离子交换色谱（HPIC）、离子排斥色谱（HPIEC）和离子对色谱（MPIC）。三种分离方式各基于不同分离机理：HPIC 的分离机理主要是离子交换，HPIEC 主要为离子排斥，而 MPIC 则是主要基于吸附和离子对的形成。其中，离子交换色谱应用最广泛，常见的离子色谱仪多数属于这一种。它采用低交换容量的离子交换树脂来分离离子，其主要填料类型为有机离子交换树脂。离子交换树脂耐酸碱，可在任何 pH 范围内使用，易再生处理，使用寿命长。缺点是机械强度差，易溶胀，易受有机物污染。

离子色谱的检测方法主要有两类，即电化学法和光学法。电化学检测器包括电导、安培、积分安培（包括脉冲安培）三种，其中电导检测器应用最广泛。电导检测器可分为抑制型（两柱型）和非抑制型（单柱型）两种。抑制型电导检测器能提高灵敏度和选择性而成为电导检测器的主流。光学检测器主要是紫外 – 可见光和荧光检测器。

随着离子色谱仪的广泛应用，离子色谱的检测技术已由单一的化学抑制型电导法发展为包括电化学、光化学和与其他多种分析仪器联用的方法。

二、离子色谱系统的组成

典型的实验室离子色谱仪由输液系统、进样系统、色谱柱、检测器和数据处理系统等几部分组成（图 20 – 1）。

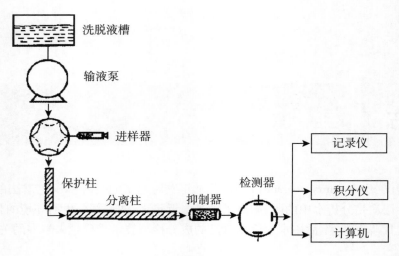

图 20 – 1 离子色谱仪结构

样品注入到系统进样阀后,随流动相(即洗脱液)经过保护柱进到分离柱中。由于样品中各组分离子对色谱柱固定相的亲和力不同,因而不同种离子被先后洗脱而进入到抑制器中,在抑制器中除去(或降低)洗脱液的本底电导,并增加待测离子的电导响应值,最后进入电导池,并按先后次序得到各待测离子的电导率。该电导率在低浓度下与待测离子的浓度成正比。以待测组分的保留时间定性、以峰高或峰面积定量进行样品分析。

第二节 使用方法与注意事项

离子色谱仪使用前注意阅读使用说明书。这里以万通 861 型离子色谱仪(阴离子系统)为例,阐述其使用方法与注意事项。

一、使用方法

(一)打开系统
双击桌面离子色谱软件图标 IC Net 2.3,输入用户名称及密码。

(二)预热准备

点击 ![icon] 打开系统窗口,在系统窗口中点击"系统—更改",更改系统为"阴离子系统平衡",点击"控制—开始测定"(确认每过 10 分钟抑制器切换后有一水负峰)。预热 30 ~ 60 分钟直至纵坐标放在 1 范围内基线平衡,点击"控制—停止测定"。

(三)准备样品
标样可采用一次性注射器直接进样。样品需用 0.45 μm 孔径过滤膜过滤后进样,未知样品还需先稀释 100～1000 倍后再进样,确保浓度不会因太高而污染系统。

（四）开始测定

预热结束后,在系统窗口中点击"系统—更改",更改系统为"阴离子样品分析"。点击"控制—开始测定",在弹出的对话框中输入样品信息及校正水平(样品为 0,标样为 1、2、3…)。点击"确定",将样品通过注射器注入定量环(注意下一次进样前不要取下注射器)。若想更改采样时间,点击"方法—属性",输入采样时间。

多个样品测定重复上述步骤。值得注意的是,若中间有预计 1 小时以上的停用时间,请将系统方法切换到"阴离子系统平衡",否则抑制器会饱和。

（五）关闭系统

测定结束后,在系统窗口中点击"控制—关闭硬件"。顺序关闭整个窗口、关闭电脑、关闭离子色谱仪电源。

二、注意事项

1. 流动相瓶中滤头要注意始终处于液面以下。

2. 启动泵前观察从流动相瓶到泵之间的管路中是否有气泡,如果有则应将其排除。

3. 用去离子水或流动相清洗整个流路时,可以采用大流量清洗(一般可将流量设置为 2.0 ml/min,但不能再大)以缩短清洗时间,但在接通色谱柱时需要将流量调整为色谱柱使用流量条件。

4. 使用阴离子色谱柱检测,通流动相时注意将电流旋钮打开,调节至（70±5） mA。实验完毕,在关闭高压泵以前将电流关闭。

5. 进样时阀的扳动要注意,不能太快,以免损伤阀体;不能太慢,以免造成样品流失。在进样过程中,要严格按清洗程序操作,以减小前次样品残留对本次检测的影响。

第三节　日常维护与常见故障排除

一、离子色谱仪的维护与保养

（一）对泵的维护

1. 每次仪器使用前,通水 20 分钟,用于清洗泵和整个流路。

2. 每次实验完毕,通水 20 分钟,将泵中残留的流动相清洗干净(注意:此步非常重要,直接关系到泵的正常使用)。

3. 仪器长时间不用,一周需通去离子水一次,用于替换泵中已经滋生了少量微生物的去离子水。

（二）对色谱柱的维护

1. 进入色谱柱的样品,均需对其进行前处理。样品中固体悬浮物、有机物和重金属是影响色谱柱柱效的三大因素。

固体悬浮物的消除：使用 0.45 μm 或 0.22 μm 孔径的微孔滤膜将样品过滤即可。

液态样品，可以采用 22% 双氧水微波消解 1.5 小时，除去有机物后调节 pH 至中性，直接进样检测（注意溶液浓度之间的换算）。

重金属：可以将样品流经阳离子交换树脂除去重金属后直接 IC 进样。

2. 组份高含量样品影响色谱柱柱效。

高 Cl^- 样品的处理：将样品通过 Ag 处理柱将 Cl^- 除去后进样或稀释后进样分析。

高 SO_4^{2-} 样品的处理：将样品通过 Ba 处理柱将 SO_4^{2-} 除去后进样或稀释后进样分析。

3. 实验操作完毕，色谱柱用淋洗液密封保存。

（三）对抑制器的维护

通阴离子淋洗液时将电流旋钮打开。阴离子检测完成后，关闭泵以前将电流旋钮关闭。

二、离子色谱仪常见故障及其排除方法

（一）由流动相到泵之间的管路中有气泡，如何排除？

排除方法：先将与泵相连的塑料流路接头拧下来，用洗耳球吸满去离子水，从与泵端相连的流路管中注入，将流路管中的气泡排除干净。然后再将流动相瓶（一般为去离子水瓶）抬高，再将流路接头与泵连接好，启动泵，打开泵内排气阀旋钮，将泵内气泡排除干净：一般观察为流出液比较均匀，再将泵排气阀拧紧。

注意：此项操作时，整个流路是与色谱柱断开的。

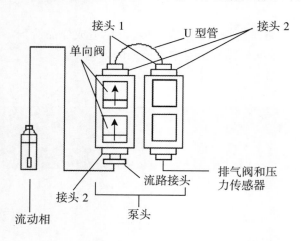

图 20-2　泵头的结构

（二）泵单向阀堵塞会有哪些现象？如何处理？

如果泵单向阀上粘上了微生物造成堵塞会造成泵吸液不上，最明显的现象是：在废液管没有流液或启动泵时没有液体流出或溶液流出速度很慢。

单向阀如果堵塞了，我们需要对其进行清洗，清洗方法如下：

（参照图 20-2 泵头的结构）先将流路接头和接头 1 全部拧下，再将左侧接头 2 拧下，用镊子将两单向阀取出（在取单向阀时注意它是有方向的，在单向阀中有一个小圈圈，离小圈圈近的一端为液体的入口），放入 50 ml 烧杯中，加入无水乙醇盖过两个单向阀，放入超声波清洗 30 分钟，然后按照 1:1 的比例加入 10% 的 HNO_3（用无水乙醇稀释）。清洗 5 分钟后，用去离子水将单向阀冲洗干净，将单向阀重新安装到泵中（注意：接头不要拧得太紧，以免造成螺丝纹受损）。

第四节 | 计量校准

一、检测项目和技术指标

实验室离子色谱仪的检测项目主要包括外观、泵流量设定值误差 S_S、流量稳定性误差 S_R、基线漂移、基线噪声、最小检测浓度、相关系数等。技术指标参考《JJG 823 – 2014 离子色谱仪检定规程》。

二、检测方法

（一）外观

1. 仪器应有下列标志：名称、型号、制造厂名、出厂日期、出厂编号等。

2. 仪器的各功能部件（量程、输出旋钮、按键、开关和指示灯等）均能正常工作，各紧固件应无松动。

3. 仪器应标明所使用的电源、电压和频率。电源线、信号电缆等插头、接头应与插座紧密配合。

（二）泵流量设定值误差 S_S、流量稳定性误差 S_R 的检定（表 20 – 1）

设定的流量，待流速稳定后，在流动相排出口用事先清洗称重过的容量瓶收集流动相，同时用秒表计时，准确地收集 10 ~ 25 min，称重，计算 S_S 和 S_R（公式 20 – 1）。

$$S_S = (\bar{F} - Fs)/Fs \times 100\%$$
$$S_R = (Fmax - Fmin)/\bar{F} \times 100\%$$

（20 – 1）

式中：S_S——流动设定值误差（%）；

$Fm = (W_2 - W_1)/P_i \cdot t$，流量实测值（ml/min）；

W_2——容量瓶 + 流动相的质量（g）；

W_1——容量瓶的质量（g）；

Fs——流量设定值（ml/min）；

P_i——实验温度下流动相的密度（g/cm^3）；

t——收集流动相的时间（min）；

S_R——流量稳定性误差（%）；

$Fmax$——同一组测量中流量最大值；

$Fmix$——同一组测量中流量最小值；

$\bar{F}$——同一组测量值的算术平均值。

表 20 − 1 S_S、S_R 的允差

流量设定值(ml/min)		0.5	1.0	2.0
测量次数		3	3	3
收集流动相时间(min)		25	15	10
允许误差	S_S	5%	3%	2%
	S_R	3%	2%	2%

(三)基线漂移和基线噪声的检定

以洗脱液为流动相,流速取 1.0 ml/min,待基线稳定后,注入 0.5 μg/g 的 Cl⁻ 校准液,记录不少于 30 分钟。

以 30 分钟的基线峰峰值的最大值与 Cl⁻ 峰高的比值为基线噪声;以基线起始点引出的水平线与基线的最高点(或最低点)的垂直距离与 Cl⁻ 峰高的比值为基线漂移。

基线噪声:不大于 1.5% FS。

基线漂移:不大于 3.0% FS。

(四)最小检测浓度的检定

提高记录仪灵敏度直至显示有明显的噪声,选取合适的检测离子浓度(Cl⁻,0.5 μg/g)进样,测定其峰高,计算最小检测浓度(公式 20 − 2):

$$最小检测浓度 = 2 \times 噪声峰高 \times 样品浓度 / 样品峰高 \qquad (20-2)$$

最小检测浓度:≤0.005 μg/g(Cl⁻)。

(五)定性、定量重复性的检定

按仪器说明书要求,打开仪器,待仪器稳定后,按检测器类型选取适当离子进行测量,连续进样 6 次,记录色谱峰的保留时间、峰面积或峰高,按公式 20 − 3 计算相对标准偏差 RSD_6,即为定性、定量重复性。

$$RSD_6 = \sqrt{\frac{\sum\limits_{i=1}^{n}(x_i - \bar{x})^2}{(6-1)}} \times \frac{1}{\bar{x}} \times 100\% \qquad (20-3)$$

式中:RSD_6——定性(定量)测量重复性;

　　　x_i——第 i 次测得的保留时间或峰面积(峰高);

　　　$\bar{x}$——6 次测量结果的算术平均值;

　　　i——测量序号。

定性重复性:不大于 1.5%。

定量重复性:不大于 3%。

(六)相关系数的检定

由线性范围内所得的 Cl⁻ 的浓度与响应值,按公式 20 − 4 计算所检离子的相关系数(γ)。

$$\gamma = \frac{\sum\limits_{i=1}^{n}(C_i - \bar{C})(H_i - \bar{H})}{\sum\limits_{i=1}^{n}(C_i - \bar{C}) \cdot \sum\limits_{i=1}^{n}(H_i - \bar{H})} \qquad (20-4)$$

式中：C_i——第 i 种溶液的浓度，$\mu g/g$；

　　　$\bar{C}$——某个离子的算术平均浓度，$\mu g/g$；

　　　H_i——第 i 种溶液的峰高；

　　　$\bar{H}$——某个离子浓度的算术平均峰高；

　　　n——某个离子浓度的个数。

线性相关系数：不小于 0.995（Cl^-）。

离子色谱检定周期为 2 年，若更换部件或对仪器性能有怀疑时，应随时检定。

第二十一章
气相色谱–质谱联用仪

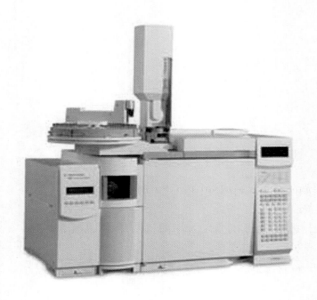

<table><tr><td>第一节</td><td>结构原理简介</td></tr></table>

气相色谱 – 质谱联用仪（gas chromatograph mass spectrometer，GC/MS）是利用气相色谱对混合物的高效分离能力和质谱对纯物质的准确鉴定能力而开发的分析仪器。在 GC/MS 中气相色谱是质谱的样品前处理器，质谱则是气相色谱的检测器。在分析仪器联用技术中，气相色谱 – 质谱联用开发最早、仪器最完善、应用最广泛。

一、基本原理

气相色谱法是一种以气体作为流动相的柱色谱分离分析方法，它可分为气 – 液色谱法和气 – 固色谱法。作为一种分离和分析有机化合物的有效方法，气相色谱法特别适合进行定量分析，但由于其主要采用对比未知组分的保留时间与相同条件下标准物质的保留时间的方法来定性，使得当处理复杂的样品时，气相色谱法很难给出准确可靠的鉴定结果。

质谱法的基本原理是将样品分子置于高真空（$< 10^{-3}$Pa）的离子源中，使其受到高速电子流或强电场等作用，失去外层电子而生成分子离子，或化学键断裂生成各种碎片离子，经加速电场的作用形成离子束，进入质量分析器，再利用电场和磁场使其发生色散、聚焦，获得质谱图。根据质谱图提供的信息可进行有机物、无机物的定性、定量分析、复杂化合物的结构分析、同位素比的测定及固体表面的结构和组成等分析。

气 – 质联用（GC – MS）法是将 GC 和 MS 通过接口连接起来，GC 将复杂混合物分离成单组分后进入 MS 进行分析检测。

二、气相色谱 – 质谱联用仪的组成

GC – MS 联用系统的各部分组成如图 21 – 1 所示。

气相色谱仪分离样品中各组分，起着样品制备的作用；接口把气相色谱流出的各组分送入质谱仪进行检测，起着气相色谱和质谱之间适配器的作用；质谱仪对接口依次引入的各组分进行分析，成为气相色谱仪的检测器；计算机系统交互式地控制气相色谱、接口和质谱仪，进行数据采集和处理，是 GC – MS 的中央控制单元。

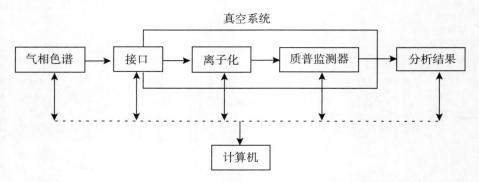

图 21 – 1　GC – MS 联用仪的组成示意图

第二节　使用方法与注意事项

气相色谱 – 质谱联用仪的操作与使用依据其说明书进行。下面以 Agilent 7890A/5975 为例阐述其使用方法和注意事项。

一、使用方法

（一）开机

打开载气钢瓶控制阀，设置分压阀压力为 0.5 MPa。依次打开计算机、7890A 气相色谱仪、5975 质谱检测器，等待仪器自检完毕。打开 MSD（质谱检测器）工作站，进入"调谐与真空控制"界面，开始抽真空，同时分别设定离子源和四级杆的温度。此过程通常需要 2~4 小时。

（二）调谐

仪器稳定后，需要对仪器进行调谐，以使 GC – MS 达到最佳工作状态。调谐可分为自动调谐和手动调谐等，通常情况下选择自动调谐即可。调谐完成后，系统自动打印调谐报告，通过调谐报告，可以判断仪器的状态是否满足使用要求。

（三）检测方法的建立

样品检测前，需首先建立检测方法，对 GC – MS 的色谱参数和质谱参数进行设定。其中，色谱参数主要包括：进样口温度、传输线温度、柱箱温度、载气流量、进样方式、分流比等；质谱参数主要包括：扫描方式、扫描范围、溶剂延迟时间、离子化能量等。Agilent 7890A/5975 色谱参数编辑界面如图 21 – 2 所示，质谱参数编辑界面图如图 21 – 3 所示。

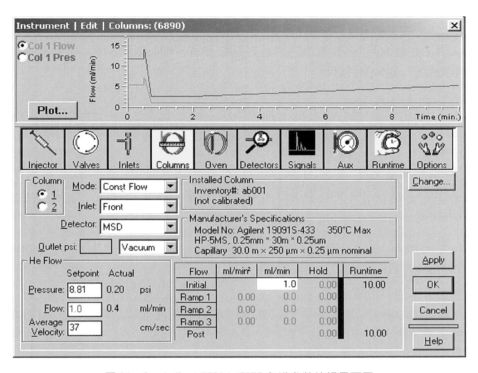

图 21－2　Agilent 7890A/5975 色谱参数编辑界面图

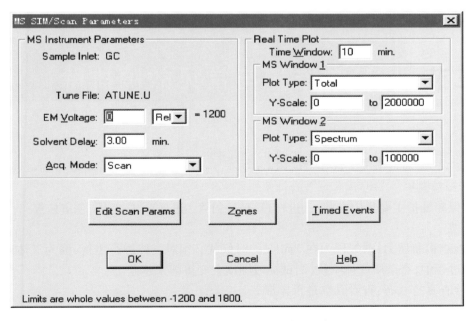

图 21－3　Agilent 7890A/5975 质谱参数编辑界面图

（四）采集数据

方法建立后，依次输入文件名、操作者、样品名等信息，并运行已设定好的检测方法，开始采集数据。当工作站询问"是否取消溶剂延迟"时，回答"NO"或不选择。如果回答"YES"，则质谱立即采集数据，容易损坏灯丝。

（五）数据分析

数据采集结束后，在 Data Analysis 界面中选择 File/Load File，打开得到的谱图，进行数据分析。

（六）关机

进入"调谐和真空控制"界面，选择"放空"，在跳出的画面中点击"确定"进入放空程序。等待涡轮泵转速、离子源和四极杆温度降至适当程度，退出工作站软件，并依次关闭 MSD、GC 电源，最后关掉载气。

二、注意事项

1. 实验前确定氦气总压力大于 0.25 MPa。

2. 卸真空前不能关闭质谱。

3. 发生断电等故障时，启动备用电源，立即停止测定并进行质谱降温操作，半小时内将质谱卸真空并正常关机。

4. 开机前需注意放气阀是否关好。

5. 了解待测样品的含量，尽量减少进样量。如果全部未知，最好先摸索色谱条件。

6. 定期进行预防性保养，减少维修次数。

第三节 ‖ 日常维护与常见故障排除

一、气相色谱－质谱联用仪的维护与保养

（一）日常维护

日常保养维护主要集中在载气、进样口、玻璃衬管、进样垫、O 型环、色谱柱等。

1. 载气

（1）检查钢瓶压力：载气压力在 3 MPa 的时候就必须对气体进行更换，因为气体压力在不断减少的过程中，有杂质气体干扰，测试标液图谱会变得越来越差。

（2）检查真空状态：查看真空是否异常。

（3）查看图谱确认真空是否异常。

2. 进样口

（1）进样垫片在自动进样 150 次或手动进样 50 次后就需要更换。

（2）玻璃衬管在自动进样 150 次后也需要进行更换。需要特别强调的是玻璃棉的装填：

分布要均匀,装填的位置也有一定的要求。

（3）在每天测试前先对标液进行检核,判断它的保留时间、面积的重现性是否有变化。如果有而且变化很大,这时需更换玻璃衬管、进样垫,更换后,必要时对仪器进行大清洗。

3. 色谱柱

测试时观察图谱是否出现鬼峰、峰是否拖尾,保留时间和积分面积是否有显著性的变化等。如果出现上述现象,可采取如下措施:①可以在清洗离子源时对柱头进行切割,前面被污染的部分去掉;②可把管柱进行老化。

4. 其他

（1）清洁仪器整机,确保无有机试剂残留、无污渍。

（2）检查洗液瓶和废液瓶放置正确并且洗液充足、干净,废液已排空。

（3）检查自动进样器和转盘是否运转正常。

（4）仪器连接线是否有脱落。

（二）周保养（含两周一次）

1. 每周检查空气滤网,如有污染须清洗或更换。

2. 每周检查氦气的压力,如钢瓶的压力<3 MPa,须立即更换。

（三）月保养

1. 每月检查真空油泵液位:正常情况下,油面位于标示刻线范围内（上限和下限中间）。否则应更换。

2. 每月清洗离子源一次,必要时进样口处柱头切割2~3 cm。

进行离子源清洗操作时需要戴清洁的无粉手套,用丙酮（或甲醇）清洗所用工具;拆离子源时要特别小心,不要用力过大,所有的东西均应轻拿轻放,千万不要触碰灯丝;取下的部件放置在合适的位置、尽量避免交叉污染;将部件放入洁净的烧杯,倒入丙酮或甲醇（分析纯以上）,超声波清洗,最后烘干。

（四）年保养（含半年保养）

1. 真空泵油须半年更换一次。

2. O 型环约一年更换一次。

3. 气体纯化管约一年更换一次。

二、气相色谱—质谱联用仪的常见故障及其排除方法

（一）峰丢失

1. 注射器有问题:用新注射器验证。

2. 灯丝断:不能电离化合物更换即可。

3. 进样温度太低:检查温度,并根据需要调整。

4. 柱箱温度太低:检查温度,并根据需要调整。

5. 无载气流:检查压力调节器,并检查有关泄漏,验证柱进样流速。

6. 柱断裂:如果断裂是在柱进口端或检测器末端,可切去柱断裂部分,重新安装。

（二）前沿峰

1. 柱超载:减少进样量。

2. 两个化合物同时洗脱:提高灵敏度和减少进样量,使温度降低10~20℃,使峰分开。

3. 样品冷凝：检查进样口和柱温，必要时可升温。

4. 样品分解：采用失活化进样口衬管或调低进样口温度。

（三）拖尾峰

1. 进样口衬管或柱吸附活性样品：更换衬管，如不能解决，将柱进气端去掉 1~2 圈，重新安装即可。

2. 柱或进样口温度太低：升温（不要超过柱最高温度）。进样口温度应比样品最高沸点高 25℃。

3. 两个化合物未分开：提高灵敏度，减少进样量，使温度降低 10~20℃，以使峰分开。

4. 柱损坏：更换柱。

（四）只有溶剂峰

1. 注射器有问题：用新注射器验证。

2. 不正确的载气流速（太低）：检查流速，必要时调整即可。

3. 样品浓度太低：提高灵敏度或加大注入量。

4. 柱箱温度过高：检查温度，根据需要调整即可。

5. 载气泄漏：检查泄漏处（用肥皂水）。

6. 样品被柱或进样口衬管吸附：更换衬管。如不能解决问题，就从柱进口端去掉 1~2 圈，并重新安装。

（五）宽溶剂峰

1. 柱安装不当，在进样口产生死体积：重新安装柱。

2. 进样技术差（进样太慢）：采用快速平稳进样技术。

3. 进样口温度太低：提高进样口温度。

4. 柱内残留样品溶剂：更换样品溶剂。

5. 隔垫清洗不当：更换或清洗。

6. 分流比不正确（分流排气流速不足）：调整流速。

（六）假峰

1. 柱吸附样品，随后解吸：更换衬管，如不能解决问题，从柱进样口端去掉 1~2 圈，再重新安装。

2. 注射器污染：冲洗或更换注射器。

3. 样品量太大：减少进样量。

4. 进样技术差（进样太慢）：采用快速平稳的进样技术。

5. 离子源污染：清洗。

（七）出现未分辨峰

1. 柱温不当：检查并调整温度。

2. 载气流速不恰当：检查并调整流速。

3. 样品进样量太大：减少样品进样量。

4. 进样技术差（进样慢）：采用快速平稳进样技术。

5. 柱和衬管污染：更换衬管。如不能解决问题，就从柱进口端去掉 1~2 圈，并重新安装。

6. 离子源污染：清洗。

（八）基线不稳

1. 柱流失或污染：更换衬管。如不能解决问题，就从柱进口端去掉 1～2 圈，并重新安装。

2. 进样口污染：清洗。

3. 载气泄漏：更换隔垫，检查柱泄漏。

4. 载气压力不稳：更换气瓶。

5. 载气有杂质或气路污染：更换气瓶，使用载气净化装置清洁金属管。

6. 离子源污染：清洗。

7. 进样口隔垫老化或丢失：更换隔垫。

（九）保留时间不同

1. 柱温太低或太高：检查并调整柱温。

2. 载气流速太低或太高：在柱出口处用适当的、经标定的气源测量流速并调整。

3. 进样口隔垫或柱泄漏：检查并修复。

4. 柱污染或损坏：重新老化或更换柱。

5. 样品超载：减少样品进样量。

6. 载气压力不稳：检查载气源，看压力是否足够。如压力 ≤500 psi，更换载气。

第四节　计量校准

一、检测项目和技术指标

气相色谱－质谱联用仪的检测项目主要包括外观、质量范围、质量准确性、分辨力、信噪比、测量重复性、谱库检索、气相色谱柱箱温度控制等。技术指标依据《JJF 1164－2006 台式气相色谱－质谱联用仪校准规范》。

二、检测方法

（一）技术指标

质量范围　　　　　　　　不低于 600 u

质量准确性　　　　　　　±0.3 u

分辨力（R）　　　　　　　$W_{1/2} < 1$ u

信噪比　　　EI　　　　　100 pg 八氟萘，m/z 272 处 $S/N \geq 10:1$（峰峰值）

　　　　　　正 CI　　　　10.0 ng 苯甲酮，m/z 183 处 $S/N \geq 10:1$（峰峰值）

　　　　　　负 CI　　　　100 pg 八氟萘，m/z 272 处 $S/N \geq 100:1$（峰峰值）

测量重复性　　　　　　　$RSD \leq 10\%$

谱库检索　　　　　　　　10 ng 硬脂酸甲脂，相似度 ≥75%

气相色谱柱箱温度控制　　柱箱温度稳定性（10 分钟）优于 0.5%；程序升温重复性优

于 2%

（二）校准方法

1. 外观检查

仪器不能有影响校准的外观缺陷，按键开关、调节旋钮等各部件工作正常。

2. 分辨力

仪器稳定后，执行 Autotune 命令进行自动调谐，直到调谐通过，打印调谐报告，得到半峰宽 $W_{1/2}$。

注意：调谐通常使用的样品为全氟三丁胺（FC-43）；也可采用手动调谐。

对于不能打印调谐报告的仪器，可以根据调谐结果测量并计算半峰宽 $W_{1/2}$。

3. 质量范围

以全氟三丁胺为调谐样品进行调谐，质量数设定到 600 u 以上，观察是否出现质量数 600 u 以上（含 600 u）的质谱峰。

4. 信噪比

（1）EI 源：仪器调谐通过后，注入 100 pg/μl 的八氟萘-异辛烷溶液 1.0 μl，提取 $m/z = 272$ 离子，再现质量色谱图，根据公式 21-1 计算 S/N。

$$S/N = H_{272}/H_{噪声} \tag{21-1}$$

式中：H_{272}——提取离子（m/z）的峰高；

$H_{噪声}$——基线噪声。

（2）正 CI 源：注入 10.0 ng/μl 的苯甲酮-异辛烷溶液 1.0 μl，提取 $m/z = 183$ 离子，再现质量色谱图，根据公式（21-1）计算 S/N。

（3）负 CI 源：注入 100 pg/μl 的八氟萘-异辛烷溶液 1.0 μl，提取 $m/z = 272$ 离子，再现质量色谱图，根据公式（21-1）计算 S/N。

5. 质量准确性

注入 10.0 ng/μl 的硬脂酸甲酯-异辛烷溶液 1.0 μl，记录 74,143,199,255 和 298 等硬脂酸甲酯主要离子的实测质量数，有效数值保留到小数点后两位，根据公式（21-2）计算实测值与理论值之差，以此评价质量准确性。

$$\Delta M = \bar{M}_{i测} - M_{i理} \tag{21-2}$$

式中：$\bar{M}_{i测}$——第 i 个离子三次测量平均值，u；

$M_{i理}$——第 i 个离子理论值，u。

注意：以最高点及其左右两点的三次扫描所得到的质量数平均值作为实测结果；以实测值与理论值之差绝对值最大值作为评价质量准确性数据。

6. 测量重复性

注入 1.0 μl 质量浓度为 10.0 ng/μl 的六氯苯-异辛烷溶液，连续六次，提取六氯苯特征离子 $m/z = 284$，再现质量色谱图，按质量色谱峰进行面积积分，根据公式（21-3）计算 RSD：

$$RSD = \sqrt{\frac{\sum\limits_{i=1}^{6}(x_i - \bar{x})^2}{6-1}} \times \frac{1}{\bar{x}} \times 100\% \tag{21-3}$$

式中：RSD——相对标准偏差，%；

x_i——六氯苯第 i 次测量峰面积；

$\bar{x}$——六氯苯 6 次测量峰面积算数平均值；

i——测量序号。

注意：对于 CI 源，可采用相应的测试灵敏度的标准物质进行重复性测量。

7. 气相色谱柱箱温度控制

（1）柱箱温度稳定性：把铂电阻温度计的连线连接到数字多用表（或色谱仪检定专用测量仪）上，然后把温度计的探头固定在柱箱中部，设定柱箱温度为 70℃。加热升温，待温度稳定后，观察 10 分钟，每变化一个数记录一次，求出数字多用表最大值与最小值所对应的温度差值，其差值与 10 分钟内温度测量的算术平均值的比值，即为柱箱温度稳定性。

（2）程序升温重复性：按柱箱温度稳定性的校准条件和方法进行程序升温重复性校准。选定初温 50℃，终温 200℃，升温速率 10℃/min 左右。待初温稳定后，开始程序升温，每分钟记录数据一次，直至终温稳定。此实验重复 2～3 次，求出相应点的最大相对偏差（R_d），其值应≤2%，结果公式 21－4 计算。

$$R_d = \frac{t_{max} - t_{min}}{\bar{t}} \times 100\% \qquad (21-4)$$

式中：t_{max}——相应点的最大温度，℃；

t_{min}——相应点的最小温度，℃；

$\bar{t}$——相应点的平均温度，℃。

8. 谱库检索

根据质量准确性的测试结果，得到硬脂酸甲酯质谱图，扣除本底后，在系统提供的谱库内对硬脂酸甲酯进行检索。

9. 校准周期

气相色谱质谱联用仪的校准周期为 2 年。

第二十二章
气相色谱仪

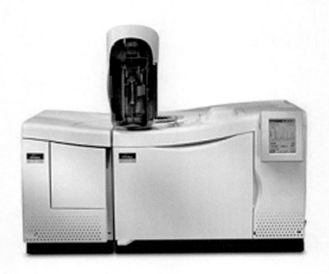

第一节　结构原理简介

气相色谱仪以气体作流动相(载气),当样品进入汽化室汽化后,被载气带入色谱柱内,样品中各组分在流动相和固定相之间进行反复多次的分配,由于样品中各组分的性质不同,在色谱柱中两相间的分配系数和吸附系数不同,在载气带动下各组分在柱子中的运行速度也不同,经过一定的柱长后,各组分在柱子末端分离开,然后用接在柱子后的检测器根据组分的物理化学性质将组分按顺序检测出来。

一、基本原理

色谱法是一种重要的分离分析方法,它是利用不同物质在两相中具有不同的分配系数(或吸附系数、渗透性),当两相作相对运动时,这些物质在两相中进行多次反复分配而实现分离。在色谱技术中,流动相为气体的叫气相色谱,流动相为液体的叫液相色谱。固定相可以装在柱内也可以做成薄层,前者叫柱色谱,后者叫薄层色谱。根据色谱法原理制成的仪器叫色谱仪,目前,主要有气相色谱仪和液相色谱仪,本章重点关注气相色谱仪。

二、气相色谱系统的组成

典型的气相色谱仪具有稳定流量的载气,将汽化的样品由汽化室带入色谱柱,在色谱柱中不同组分得到分离,并先后从色谱柱中流出,经过检测器和记录器,这些被分开的组分成为相对独立的色谱峰。色谱仪通常由下列五个部分组成:

1. 载气系统(包括气源和流量的调节与测量元件等)
2. 进样系统(包括进样装置和汽化室两部分)
3. 分离系统(主要是色谱柱)
4. 检测、记录系统(包括检测器和记录器)
5. 辅助系统(包括温控系统、数据处理系统等)

第二节　使用方法与注意事项

气相色谱仪的使用及维护以其使用说明书为主。下面以 HP6890 气相色谱仪为例进行具体阐述。

一、使用方法

1. 开机前的准备：打开氮气、氧气瓶，并调分压表压力为 0.6 MPa。接通总电源。

2. 打开氢气发生器电源开关。

3. 检查各气路是否漏气。

4. 开启主机与工作站，并使两者通迅。

（1）确定各种所需气体（N_2、H_2、Air），打开 HP6890 开关后，打开 PC 机并进入"Windows"，在"HP ChemStations"，选择"HP Configuration Editor"，打开"Configure"，选择"Instrument"。

（2）选择"6890GC"，点"OK"。若需选择主机的 HPIB 卡的地址，按主机键盘上的"Options"键，选择"Communication"，可查到 HP6890 的 HPIB 卡的地址，输入工作站。

（3）再选择工作站的 HPIB 卡的地址：同上方法，打"Configure"选择"HPIB Card"，给出本机的 HPIB 卡地址。

（4）做好上述工作后，打开"File"，保存上述 Configure。退出此画面。

（5）在"PH Chemstations"里选择"Instrument 1 – Online"进入工作站，可使 HP6890 与其工作站成功通讯。

5. 编辑方法。

（1）从"View"里选择"Method and Run Control"画面，点击"Show Toptoolbar"、"Show Side Toolbar"、"Command line"，并从"Oline signal"处选择"Signal Window 1"。

（2）打开"Method"菜单，单击"Edit Entiremethod"，进入方法编辑。

（3）进入整个参数设定：a. 进样口参数的设置；b. 色谱柱参数的设置；c. 炉温的设定；d. 检测器参数的设置；e. 输出信号的设置；以上参数编辑好后，单击"OK"。

（4）编好仪器参数后，进入到积分参数设定的画面，积分参数可先不做修改，单击"OK"，即进入报告的设定，选择好报告按"OK"。

（5）打开"Method"菜单，保存方法："Save as Method"，给定新的文件名。

6. 做样品分析。

（1）在菜单中打开"Run Control"，选择"Sample Info"，进入后填写样品信息表，单击"OK"，再从此菜单中选择"Run Method"，运行该方法。

（2）从进样口注入样品，同时按主机键盘上的"Start"键进行样品分析。

（3）填写或打印出原始记录。

7. 实验结束后，退出化学工作站，退出 Windows，关闭 PC 机，在主机键盘上将各个部件位置降温，关闭 FID 支持气体，待各处温度全部降下来后，关掉气相色谱仪电源，最后关掉气源，关闭总电源。

8. 检查好后，填写仪器使用记录，清理检测完毕的样品和周围环境。

二、注意事项

（一）减压阀的使用注意事项

1. 在气相色谱分析中，钢瓶供气压力在 9.8 ~ 14.7 MPa。

2. 减压阀与钢瓶配套使用，不同气体钢瓶所用的减压阀是不同的。氢气减压阀接头为反向螺纹,安装时需小心。使用时需缓慢调节手轮,使用后必须旋松调节手轮和关闭钢瓶阀门。

3. 关闭气源时,先关闭减压阀,后关闭钢瓶阀门,再开启减压阀,排出减压阀内气体,最后松开调节螺杆。

（二）微量注射器的使用注意事项

1. 微量注射器是易碎器械,使用时应多加小心,不用时要洗净放入盒内,不要随便玩弄,来回空抽,否则会严重磨损、损坏气密性、降低准确度。

2. 微量注射器在使用前后都须用丙酮等溶剂清洗。

3. 对 10～100 μl 的注射器,如遇针尖堵塞,宜用直径为 0.1 mm 的细钢丝耐心穿通,不能用火烧的方法。

4. 硅橡胶垫在几十次进样后,容易漏气,需及时更换。

5. 用微量注射器取液体试样,应先用少量试样洗涤多次,再慢慢抽入试样,并稍多于需要量。如内有气泡则将针头朝上,使气泡上升排出,再将过量的试样排出,用滤纸吸去针尖外所沾试样。注意切勿使针头内的试样流失。

6. 取好样后应立即进样。进样时,注射器应与进样口垂直,针尖刺穿硅橡胶垫圈,插到底后迅速注入试样,完成后立即拔出注射器,整个动作应进行得稳当、连贯、迅速。针尖在进样器中的位置、插入速度、停留时间和拔出速度等都会影响进样的重复性,操作时应注意。

（三）氢火焰检测器的使用及注意事项

1. 通氢气后,待管道中残余气体排出后,应及时点火,并确保火焰点着。

2. 离子室温度应大于 100℃,待层析室温度稳定后,再点火,否则离子室易积水,影响电极绝缘而使基线不稳。

第三节　日常维护与常见故障排除

一、气相色谱仪的维护与保养

气相色谱仪往往由于生产连续性的需要,通常都是 24 小时运行,很难有机会对仪器进行系统清洗、维护。一旦有合适的机会,就有必要根据仪器运行的实际情况,尽可能地对仪器的重点部件进行彻底的清洗和维护。

气相色谱仪经常用于有机物的定量分析,仪器在运行一段时间后,由于静电原因,仪器内部容易吸附较多的灰尘;电路板及电路板插口除吸附有积尘外,还经常和某些有机蒸汽吸附在一起;因为部分有机物的凝固点较低,在进样口位置经常发现凝固的有机物,分流管线在使用一段时间后,内径变细,甚至被有机物堵塞;在使用过程中,TCD 检测器很有可能被有机物污染;检测器长时间用于有机物分析,有机物在喷嘴或收集极位置沉积,喷嘴、收集极部分经常发生积炭现象。

（一）仪器内部的吹扫、清洁

气相色谱仪停机后，打开仪器的侧面和后面面板，用空气或氮气对仪器内部灰尘进行吹扫，对积尘较多或不容易吹扫的地方用软毛刷配合处理。吹扫完成后，对仪器内部存在有机物污染的地方用水或有机溶剂进行擦洗：对水溶性有机物可以先用水进行擦拭，对不能彻底清洁的地方可以再用有机溶剂进行处理；对非水溶性或可能与水发生化学反应的有机物用不与之发生反应的有机溶剂进行清洁，如甲苯、丙酮、四氯化碳等。注意，在擦拭仪器过程中不能对仪器表面或其他部件造成腐蚀或二次污染。

（二）电路板的维护和清洁

气相色谱仪准备检修前，切断电源，首先用仪表空气或氮气对电路板和电路板插槽进行吹扫，吹扫时用软毛刷配合对电路板和插槽中灰尘较多的部分进行仔细清理。操作过程中尽量戴手套操作，防止静电或手上的汗渍等对电路板上的部分元件造成影响。

吹扫工作完成后，应仔细观察电路板的使用情况，注意查看印刷电路板或电子元件是否有明显被腐蚀现象。对电路板上沾染有机物的电子元件和印刷电路用脱脂棉蘸取乙醇小心擦拭，电路板接口和插槽部分也要进行擦拭。

（三）进样口的清洗

在检修时，对气相色谱仪进样口的玻璃衬管、分流平板，进样口的分流管线，EPC等部件分别进行清洗是十分必要的。

玻璃衬管和分流平板的清洗：从仪器中小心取出玻璃衬管，用镊子或其他小工具小心移去衬管内的玻璃毛和其他杂质，移取过程不要划伤衬管表面。

如果条件允许，可将初步清理过的玻璃衬管在有机溶剂中用超声波进行清洗，烘干后使用。也可以用丙酮、甲苯等有机溶剂直接清洗，清洗完成后经过干燥即可使用。

分流平板最为理想的清洗方法是在溶剂中超声处理，烘干后使用。也可以选择合适的有机溶剂清洗：从进样口取出分流平板后，首先采用甲苯等惰性溶剂清洗，再用甲醇等醇类溶剂进行清洗，烘干后使用。

分流管线的清洗：气相色谱仪用于有机物和高分子化合物的分析时，许多有机物的凝固点较低，样品从气化室经过分流管线放空的过程中，部分有机物在分流管线凝固。气相色谱仪经过长时间的使用后，分流管线的内径逐渐变小，甚至完全被堵塞。分流管线被堵塞后，仪器进样口显示压力异常，峰形变差，分析结果异常。在检修过程中，无论事先能否判断分流管线有无堵塞现象，都需要对分流管线进行清洗。分流管线的清洗一般选择丙酮、甲苯等有机溶剂，对堵塞严重的分流管线有时用单一清洗的方法很难清洗干净，需要采取其他辅助的机械方法来完成。可以选取粗细合适的钢丝对分流管线进行简单的疏通，然后再用丙酮、甲苯等有机溶剂进行清洗。由于事先不容易对分流部分的情况作出准确判断，对手动分流的气相色谱仪来说，在检修过程中对分流管线进行清洗是十分必要的。

对于EPC控制分流的气相色谱仪，由于长时间使用，有可能使一些细小的进样垫屑进入EPC与气体管线接口处，随时可能对EPC部分造成堵塞或造成进样口压力变化。所以，每次检修过程应尽量对仪器EPC部分进行检查，并用甲苯、丙酮等有机溶剂进行清洗，然后做烘干处理。

由于进样等原因，进样口的外部随时可能会形成部分有机物凝结，可用脱脂棉蘸取丙酮、甲苯等有机物对进样口进行初步的擦拭，然后对擦不掉的有机物用机械方法去除。注意在去除凝固有机物的过程中一定要小心操作,不要对仪器部件造成损伤。将凝固的有机物去除后,用有机溶剂对仪器部件进行仔细擦拭。

（四）TCD 和 FID 检测器的清洗

TCD 检测器在使用过程中可能会被柱流出的沉积物或样品中夹带的其他物质所污染,一旦被污染,仪器的基线会出现抖动、伴随噪声增加现象,因此有必要对检测器进行清洗。

HP 的 TCD 检测器的具体清洗方法如下:关闭检测器,将柱子从检测器接头上拆下,把柱箱内检测器的接头堵死,参考气的流量设置为 20 ~ 30 ml/min、检测器温度为 400℃,热清洗4 ~ 8 小时,降温后即可使用。

国产或日产 TCD 检测器污染可用以下方法:仪器停机后,将 TCD 的气路进口拆下,用50 ml 注射器依次将丙酮(或甲苯,可根据样品的化学性质选用不同的溶剂)、无水乙醇、蒸馏水从进气口反复注入 5 ~ 10 次,用吸耳球从进气口处缓慢吹气,吹出杂质和残余液体,然后重新安装好进气接头,开机后将柱温升到 200 ℃,检测器温度升到 250 ℃,通入载气,直到基线稳定为止。

FID 检测器的清洗:FID 检测器在使用中稳定性好,使用要求相对较低,但在长时间运行过程中,容易出现检测器喷嘴和收集极积炭、有机物在喷嘴或收集极处沉积等情况。可采取如下方法处理:先对检测器喷嘴和收集极用丙酮、甲苯、甲醇等有机溶剂进行清洗。当较厚积炭不能被清洗干净时,可对积炭较厚的部分用细砂纸小心打磨。注意在打磨过程中不要对检测器造成损伤。初步打磨完成后,对污染部分用软布进一步擦拭,并用有机溶剂进行清洗,即可消除积垢。

二、气相色谱仪常见故障及其排除方法

（一）无峰

1. FID 检测器火焰熄灭:重新点亮。
2. 样品未能气化:提高气化室温度。
3. 柱温过低,样品冷凝在色谱柱中:升高柱温。
4. 进样口漏气:做止漏处理。
5. 色谱柱入口漏气或堵塞:止漏或疏通。
6. 进样针未能注入样品:重新注入。

（二）所有组分峰小或变小

1. 进样针缺陷:使用新针。
2. 进样后漏液:判断漏液点并止漏。
3. 分流比过大:设置适当分流比。
4. 分析物质分子量过大:提高进样口的温度。
5. NPD 被污染物(二氧化硅)覆盖:更换铷珠。
6. NPD 温度过高、气体不纯:更换铷珠、避免高温使用。
7. 检测器与样品不匹配:选择适用检测器。

（三）前延峰

1. 色谱柱过载:减小进样量、使用大容量柱子。
2. OVEN、INJ 温度过低:适当升温。

3. 载气流速低:增加流速。

4. 进样不当:提高进样技术。

5. 前次样品在色谱柱中凝聚,未能及时出尽:排出并清洗。

6. 试样与固定相载体发生反应:使用合适色谱柱。

(四)峰高、峰面积重复性差

1. 进样水平低:提高进样技术。

2. 载气泄漏或流速不稳:止漏并稳流。

3. 检测器沾污:清洁处理。

4. 色谱柱、衬管被污染:清洗衬管、用溶剂(优级纯甲醇)清洗色谱柱(必要时更换)。

5. 注射器有泄漏:更换注射器。

6. 进样量超过检测器线性范围形成检测器过载:调整进样量。

(五)峰拖尾

1. 衬管、色谱柱被污染或者安装不当:注射甲烷或重新安装。

2. 进样器温度过高:调整温度。

3. 色谱柱柱头不平:用金刚砂切割。

4. 固定相的极性与样品不匹配:换匹配的柱子。

5. 样品流通路线中有冷井:消除路线中的过低温度区。

6. 衬管或色谱柱中有碎屑:清洗或更换衬管、切除柱头 10 cm。

7. 进样时间过长:提高进样技术。

8. 分流比低:增大分流比。

9. 进样量过高:减小进样体积或稀释样品。

(六)分离度下降

1. 色谱柱被污染:清洗或更换。

2. 固定相被破坏(柱流失):更换色谱柱。

3. 进样失败:检查泄漏等,采取相应措施。

4. 温度设置不当、衬管被污染:重设温度、清洁或更换衬管。

5. 样品浓度过高:稀释、减少进样量、用高分流比。

(七)溶剂峰过、进样量过大、分流比低

1. 色谱柱安装失败:重新安装。

2. 进样渗漏:采取止漏措施。

3. 进样量高、汽化温度低:减少进样量、提高汽化温度。

4. 分流比低:提高分流比。

5. 柱温低:提高拉温。

6. 分流进样时,初始 OVEN 过高:降低初始柱温,使用高沸点溶剂。

7. 吹扫时间过长:定义短时间的吹扫程序。

(八)基线向下漂移

1. 新色谱柱未经老化:继续老化。

2. 检测器未达到平衡:延长检测器的平衡时间。

3. 检测器或 GC 系统中其他部分有沉积物:清洗。

（九）基线向上漂移

1. 色谱柱固定相被破坏：更换色谱柱。
2. 载气流速下降：调整载气压力。

（十）噪音大

1. 毛细管柱插入检测器太深 重新安装色谱柱。
2. 气体泄露引发基线噪音：检查维修气路。
3. FID、NPD、FPD 燃气流速或燃气选择不当：使用高纯燃气、调整流速。
4. 进样口被污染：清洗进样口、更换隔垫、更换衬管中的玻璃纤维。
5. 毛细管色谱柱被污染：切除色谱柱首端 10 cm、用溶剂清洗或更换。
6. 检测器发生故障。

第四节　计量校准

一、检测项目和技术指标

实验室离子色谱仪的检测项目主要包括：外观、泵流量设定值误差 S_s、流量稳定性误差 S_R、基线漂移、基线噪声、最小检测浓度、线性范围、相关系数等。技术指标依据《JJG 700 – 1999 气相子色谱仪检定规程》。

二、检测方法

（一）范围

适用于配有热导（TCD）、火焰光度（FPD）、电子俘获（ECD）、氮磷（NPD）检测器的实验室用气相色谱仪的使用中检定。

（二）技术要求

见表 22 – 1。

表 22 – 1　气相色谱仪的主要技术指标

	检测器名称 技术指标 检定项目	TCD	FID	FPD	NPD	ECD
1	载气流速稳定性 （10 分钟）	1%	—	—	—	1%
2	柱箱温度稳定性 （10 分钟）	0.5%	0.5%	0.5%	0.5%	0.5%

3	程序升温重复性	2%	2%	2%	2%	2%
4	基线噪声(30分钟)	≤ 0.1 mV	$\leq 1 \times 10^{-12}$ A	$\leq 5 \times 10^{-12}$ A	$\leq 1 \times 10^{-12}$ A	≤ 0.2 mV
5	基线漂移	≤ 0.2 mV	$\leq 1 \times 10^{-11}$ A	$\leq 1 \times 10^{-10}$ A	$\leq 5 \times 10^{-12}$ A	≤ 0.5 mV
6	灵敏度	≥ 800 mV·ml/mg	—	—	—	—
7	检测限	—	$\leq 5 \times 10^{-10}$ g/s	$\leq 5 \times 10^{-10}$ g/s(硫) $\leq 1 \times 10^{-10}$ g/s(磷)	$\leq 5 \times 10^{-12}$ g/s(氮) $\leq 1 \times 10^{-11}$ g/s(磷)	$\leq 5 \times 10^{-12}$ g/ml
8	定量重复性	3%	3%	3%	3%	3%

(三)检定项目和检定方法

1. 一般检查

仪器应有下列标志:仪器名称、型号、制造厂名、出厂日期和出厂编号。国内制造的仪器应标注制造计量器具许可证标志。

在正常操作条件下,用试漏液检查气源至仪器所有气体通过的接头,应无泄漏。

仪器的各调节旋钮、按键、开关、指示灯工作正常。

2. 载气流速检定

选择适当的载气流速,待稳定后,用流量计测量,连续测量 6 次,其平均值的相对标准偏差不大于 1%。

3. 温度检定

(1)柱箱温度稳定性检定:把铂电阻温度计的连线接到数字多用表(或色谱检定专用测量仪)上,然后把温度计的探头固定在柱箱中部,设定柱箱温度为 70℃。加热升温,待温度稳定后,观察 10 分钟,每变化一个数记录一次,求出数字多用表最大值与最小值对应的温度差值。其差值与 10 分钟内温度测量的算术平均值的比值,即为柱箱温度稳定性。

(2)程序升温重复性检定:按上述的检定条件和检定方法进行程序升温重复性检定。选定初温 50℃,终温 200℃,升温速率 10℃/min 左右,待初温稳定后,开始程序升温,每分钟记录数据 1 次,直至终温稳定。此实验重复 2~3 次,求出相应点的最大相对偏差,其值应≤2%。相对偏差按公式 22-1 计算。

$$相对偏差 = \frac{t_{max} - t_{min}}{\bar{t}} \times 100\% \tag{22-1}$$

式中:t_{max} ——相应点的最大温度(℃);

$\quad\quad t_{min}$ ——相应点的最小温度(℃);

$\quad\quad \bar{t}$ ——相应点的平均温度(℃)。

4. TCD 性能检定

(1)检定条件:见表 22-2。

表 22 - 2　各检测器性能检定条件一览表(供参考)

检定条件＼检测器	TCD	FID	FPD	ECD	NPD
色谱柱	液体检定:填充柱:5% OV - 101,80 ~ 100 目白色硅烷化载体(或其他能分离的固定液和载体),长 1 m;毛细柱:0.53 mm 或 0.32 mm 口径				
载气种类	N_2、H_2、He	N_2、H_2、He	N_2、He	N_2、H_2、He	N_2、He
载气流速(ml/min)	30 ~ 60	50 左右	50 左右	30 ~ 60	50 左右
燃气	-	H_2,流速选择适当值	H_2,流速选择适当值	-	H_2,流速选择适当值
助燃气	-	Air,流速选择适当值	Air,流速选择适当值	-	Air,流速选择适当值
柱箱温度(℃)	70 左右	160 左右	210 左右	210 左右	181 左右
气化室温度(℃)	120 左右	230 左右	230 左右	230 左右	230 左右
检测室温度(℃)	100 左右	230 左右	250 左右	230 左右	230 左右
桥电流或热丝温度	选灵敏值	-	-	≥1 nA(或自动调节)	-
量程	-	选最佳档	选最佳档	选最佳档	选最佳档

1. 用毛细柱检定应采用不分流进样。载气流速(0.53 mm 口径柱)6 ~ 15 ml/min;(0.32 mm 口径柱)4 ~ 10 ml/min。选择适当补充气流速。

2. 在 NPD 检定前老化铷珠:老化方法参考仪器说明书。

3. 载气纯度:(TCD、FID)不低于 99.995%、(FPD、ECD、NPD)不低于 99.999%;燃气纯度不低于 99.99%;助燃气不得含有影响仪器正常工作的灰尘、烃类、水分及腐蚀性物质。

(2)基线噪声和基线漂移检定:按表 22 - 2 的检定条件,选择灵敏档,设定桥流或热丝温度,待基线稳定后,记录基线半小时,测量并计算基线噪声和基线漂移。

(3)灵敏度的检定:按表 22 - 2 的检定条件,待基线稳定后,用校准的微量注射器,注入 1 ~ 2 μl浓度为 5 mg/ml 或 50 mg/ml 的苯 - 甲苯溶液,连续进样 6 次,记录苯峰面积的算术平均值。

灵敏度的计算见公式 22 - 2:

$$S_{TCD} = \frac{AF_C}{W} \tag{22 - 2}$$

式中:S_{TCD}——TCD 灵敏度(mV・min);

A——苯峰面积算术平均值(mV・min);

W——苯的进样量(mg);

F_C——校正后的载气流速(ml/min)。

5. FID 性能检定

(1)检定条件见表 22 - 2。

(2)基线噪声和基线漂移检定:按表 22 - 2 的检定条件,选择灵敏档,待基线稳定后,记录基线半小时,测量并计算基线噪声和基线漂移。

(3)检测限检定:按表 22 - 2 的检定条件,待基线稳定后,用校准的微量注射器,注入 1 ~ 2 μl 浓度为 100 ng/μl 或 1000 ng/μl 的正十六烷 - 异辛烷溶液,连续进样 6 次,记录正十六烷峰面积的算术平均值。

检测限的计算见公式 22 - 3:

$$D_{FID} = \frac{2NW}{A} \quad\quad\quad (22 - 3)$$

式中:D_{FID} ——FID 检测限(g/s);

N ——基线噪声(A);

W ——正十六烷进样量(g);

A ——正十六烷峰面积(A·s)。

6. FPD 性能检定

(1)检定条件见表 22 - 2。

(2)基线噪声和基线漂移检定:按表 22 - 2 的检定条件,选择灵敏档,待基线稳定后,记录基线半小时,测量并计算基线噪声和基线漂移。

(3)检测限检定:按表 22 - 2 的检定条件,待基线稳定后,用校准的微量注射器,注入 1 ~ 2 μl 浓度为 10 ng/μl 的甲基对硫磷 - 无水乙醇溶液,连续进样 6 次,记录硫或磷峰面积的算术平均值。

检测限的计算见公式 22 - 4:

硫:
$$D_{FPD} = \sqrt{\frac{2N\,(Wn_S)^2}{h\,(W_{1/4})^2}} \quad\quad\quad (22 - 4)$$

磷:
$$D_{FPD} = \frac{2NWn_P}{A} \quad\quad\quad (22 - 5)$$

式中:D_{FPD} ——FPD 对硫或磷的检测限(g/s);

N ——基线噪声(mV);

A ——磷峰面积的算术平均值(mV·s);

W ——甲基对硫磷的进样量(g);

h ——硫的峰高(mV);

$W_{1/4}$ ——硫的峰高 1/4 处的峰宽(s)。

7. ECD 性能检定

(1)检定条件见表 22 - 2。

(2)基线噪声和基线漂移检定:按表 22 - 2 的检定条件,选择灵敏档,待基线稳定后,记录基线半小时,测量并计算基线噪声和基线漂移。

(3)检测限检定:按表 22 - 2 的检定条件,待基线稳定后,用校准的微量注射器,注入 1 ~ 2 μl 浓度为 0.1 ng/μl 的丙体六六六 - 异辛烷溶液,连续进样 6 次,记录丙体六六六峰面积的算术平均值。

检测限的计算见公式 22 - 6:

$$D_{ECD} = \frac{2NW}{AF_C} \qquad\qquad (22-6)$$

式中:D_{ECD}——ECD 检测限(g/ml);

　　　N——基线噪声(mV);

　　　W——丙体六六六进样量(g);

　　　A——丙体六六六峰面积的算术平均值(mV·min);

　　　F_C——校正后的载气流速(ml/min)。

8. NPD 性能检定

(1)检定条件见表 22-2。

(2)基线噪声和基线漂移检定:按表 22-2 的检定条件,选择灵敏档,待基线稳定后,记录基线半小时,测量并计算基线噪声和基线漂移。

(3)检测限检定:按表 22-2 的检定条件,待基线稳定后,用校准的微量注射器,注入 1~2 μl 浓度为10 ng/μl 的偶氮苯、马拉硫磷 – 异辛烷溶液,连续进样 6 次,记录偶氮苯(或马拉硫磷)峰面积的算术平均值。

检测限的计算见公式 22-7、22-8:

氮:
$$D_{NPD} = \frac{2NWn_N}{A} \qquad\qquad (22-7)$$

式中:W——注入样品中所含偶氮苯的含量(g);

　　　A——偶氮苯峰面积的算术平均值(A·s);

　　　N——基线噪声(A);

$$n_N = \frac{偶氮苯分子中氮原子的个数}{偶氮苯的摩尔质量} \times 氮的原子量 = \frac{2 \times 14}{182.23} = 0.154$$

磷:
$$D_{NPD} = \frac{2NWn_P}{A} \qquad\qquad (22-8)$$

式中:W——注入样品中所含马拉硫磷的含量(g);

　　　A——马拉硫磷峰面积的算术平均值;

$$n_P = \frac{马拉硫磷分子中磷原子的个数}{马拉硫磷的摩尔质量} \times 磷的原子量 = \frac{31}{330.35} = 0.0938。$$

9. 定量重复性的检定

定量重复性以溶质峰面积测量的相对标准偏差 RSD 表示,按公式 22-9 式计算:

$$RSD = \sqrt{\frac{\sum_{i=1}^{n} (x_i - \bar{x})^2}{(n-1)}} \times \frac{1}{\bar{x}} \times 100\% \qquad\qquad (22-9)$$

式中:RSD——相对标准偏差(%);

　　　n——测量次数;

　　　x_i——第 i 次测量的峰面积;

　　　$\bar{x}$——n 次进样的峰面积的算术平均值;

　　　i——进样序号。

（六）检定结果处理和检定周期

1. 按规程要求检定并达到表 22 - 1 中技术指标的合格仪器发检定证书，不合格的仪器发检定结果通知书。

2. 气相色谱仪的检定周期为 2 年。

参考文献

[1] 张玉海等. 新型医用检验仪器原理与维修[M]. 北京:电子工业出版社,2005.

[2] 王鹏. 生物实验室常用仪器的使用[M]. 北京:中国环境科学出版社, 2006.

[3] 柴纪严,马贤德. 基础医学实验仪器使用基本操作方法[M]. 北京:中国医药科技出版社, 2009.

[4] 曾照芳,洪秀华. 临床检验仪器学[M]. 北京:人民卫生出版社,2007.

[5] 刘超英. 酶联免疫吸附实验原理和酶标仪原理及维修[J]. 医疗卫生装备,2009, 30(2):110 - 111.

[6] 丁生海. 浅论酶标仪的质控方法及其意义[J]. 实用医技杂志,2002,9(10): 755 - 756.

[7] 李祖江. 医用检验仪器原理使用与维修[M]. 北京:人民卫生出版社,1997.

[8] 徐金森. 现代生物科学仪器分析入门[M]. 北京:化学工业出版社,2004.

[9] 郭晓君. 蛋白质电泳实验技术[M]. 北京:科学出版社,1999.

[10] 郭景文. 现代仪器分析技术[M]. 北京:化学工业出版社,2004.

[11] 黄一石. 分析仪器操作技术与维护[M]. 北京:化学工业出版社,2005.

[12] 黄毅林. 医用电动仪器原理、构造与维修[M]. 北京:中国医药科技出版社,1999.

[13] 腾利荣,孟庆繁. 生命科学仪器使用技术教程[M]. 北京:科学出版社,2008.

[14] 徐成海. 真空低温技术与设备[M]. 北京:冶金工业出版社,2007.

[15] 陈鹏飞. 电冰箱修理从入门到精通[M]. 北京:国防工业出版社,2005.

[16] 姚静,张自强. 药物冻干制剂技术的设计及应用 [M]. 中国医药科技出版社,2007.

[17] 许敦复,郑效东. 冷冻干燥技术与冻干机[M]. 北京:化学工业出版社,2005.

[18] 唐晋滨. 国际上冷冻干燥工艺及设备的最新发展趋势 [J]. 机电信息,2004,15:27 - 28.

[19] 梅兴国. 生物技术药物制剂 - 基础与应用[M]. 北京:化学工业出版社, 2004.

[20] 历明,张玲,荣美华. 压力蒸汽灭菌器常见故障及处理[J]. 中华医院感染学杂志,2007,17(3):307.

[21] 戚仕涛,汤黎明,王羽. 压力蒸汽灭菌设备质量控制技术和实例[J]. 医学研究生学报,2008,21(04):
446 - 447.

[22] 22 JJG375 - 2007 紫外、可见、近红外分光光度计检定规程

[23] JJG861 - 2007 酶标分析仪检定规程

[24] JJG705 - 2014 液相色谱仪检定规程

[25] JJG694 - 2009 原子吸收分光光度计检定规程

[26] JJG939 - 2009 原子荧光光度计检定规程

[27] JJG494 - 2011 半自动生化仪检定规程

[28] GB15981 - 1995 消毒与灭菌效果的评价方法与标准

[29] JJF1317 - 2011 液相色谱 - 质谱联用仪校准规范

[30] JJG646 - 2006 移液器计量检定规程

[31] JJG823 - 2014 离子色谱仪检定规程

[32] JJF1164 - 2006 台式气相色谱 - 质谱联用仪校准规范

[33] JJG700 - 1999 气相色谱仪检定规程

[34] GB/T2985 - 2008 生物显微镜

[35] JJG119 - 2005 实验室 pH(酸度计)检定规程

[36] JJG1036 - 2008 电子天平检定规程

［37］ YYT1173 – 2010 聚合酶链反应分析仪
［38］ YY0569 – 2011 Ⅱ级生物安全柜
［39］ JJF1101 – 2003 环境试验设备稳定、湿度校准规范